Docteur Alfred AUBERT

Ancien interne des Hôpitaux
Lauréat des Hôpitaux, Lauréat de la Faculté
Prix de la ville de Bordeaux (Médecine, 1906)

TUBERCULOSE ET MARIAGE

BORDEAUX
IMPRIMERIE DE L'UNIVERSITÉ
Y. CADORET, IMPRIMEUR
17, Rue Poquelin-Molière, 17

1908

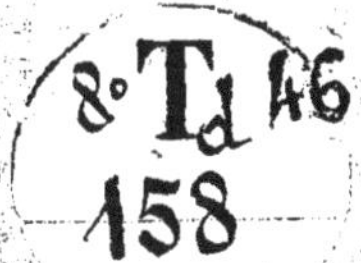

Docteur Alfred AUBERT

Ancien interne des Hôpitaux
Lauréat des Hôpitaux, Lauréat de la Faculté
Prix de la ville de Bordeaux (Médecine, 1906)

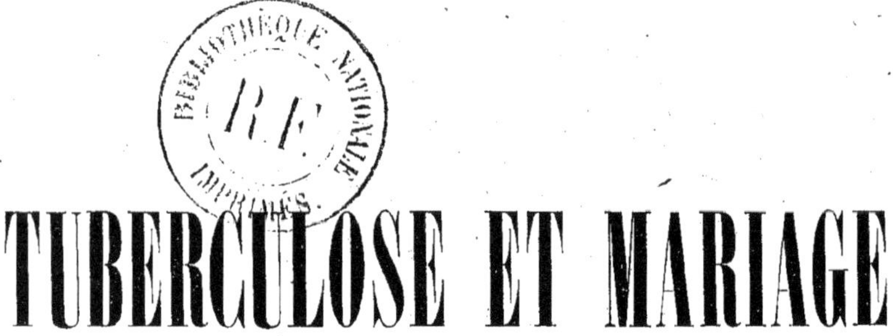

TUBERCULOSE ET MARIAGE

BORDEAUX
IMPRIMERIE DE L'UNIVERSITÉ
Y. CADORET, IMPRIMEUR
17, Rue Poquelin-Molière, 17

1908

A MON PÈRE ET A MA MÈRE

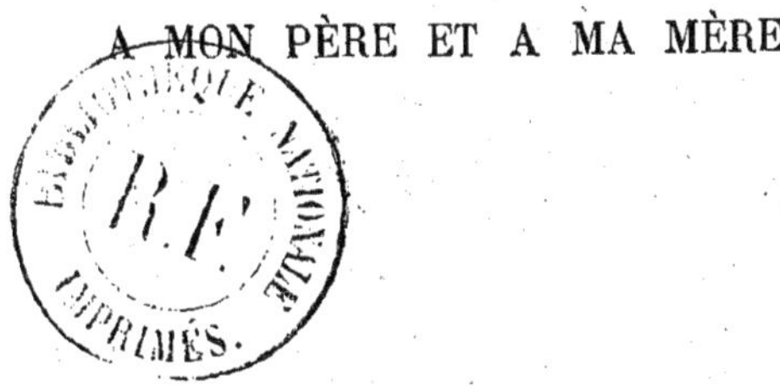

A MES PARENTS

A LA FAMILLE LALESQUE

A MONSIEUR LE DOCTEUR E. BITOT

Médecin des Hôpitaux.

A MES AMIS

A MONSIEUR LE DOCTEUR DEMONS

Professeur de Clinique chirurgicale à la Faculté de Médecine de Bordeaux,
Membre correspondant de l'Académie de Médecine et de la Société de chirurgie,
Officier de la Légion d'honneur,
Officier de l'Instruction publique.

A mon Président de Thèse,

MONSIEUR LE DOCTEUR X. ARNOZAN

Professeur de Thérapeutique à la Faculté de médecine de Bordeaux,
Médecin des Hôpitaux,
Officier de l'Instruction publique.

C'est au moment de quitter ceux qui furent ses maîtres des Hôpitaux et de la Faculté que tout jeune docteur éprouve le besoin de les remercier sincèrement de ce qu'ils ont fait pour lui. Il est d'usage qu'il le fasse à cette place.

Pour nous, la dette de reconnaissance n'est pas légère, et nous sentons bien que, malgré la sincérité de nos sentiments, tous les remerciements que nous pouvons leur adresser ici sont bien peu de chose à côté de tout ce qu'ils ont pu nous donner, grâce à leur science et à leur bonté inépuisable.

Qu'ils soient assurés que nous n'oublierons jamais les années d'études passées auprès d'eux.

Chez M. le professeur Moussous, s'est écoulée notre année d'externat, à l'Hôpital des enfants. Qu'il sache qu'elle a été trop courte, à notre gré, et que nous gardons un souvenir profond de ses leçons si lumineuses et de la bonté avec laquelle il nous a accueilli.

Dans le service de M. le professeur Arnozan, où nous avons passé notre année d'internat provisoire, nous avons pu apprécier chez ce maître ses qualités d'observateur profond, de médecin plein de dévouement pour ses malades et pour ses élèves. Aujourd'hui qu'il nous fait le grand honneur d'accepter la présidence de cette thèse, nous sommes heureux de l'en remercier bien sincèrement et de l'assurer de notre reconnaissance pour toutes les bonnes leçons au lit du malade, qui nous furent si profitables au cours de notre année de préparation à l'internat.

Interne dans le service de M. le professeur Picot, nous n'avons cessé de recevoir de lui, avec tout ce qu'il pouvait nous donner de science, les marques de la plus vive sympathie. Qu'il soit assuré de notre dévouement.

C'est à M. le professeur Demons que nous devons entièrement notre instruction chirurgicale. Externe dans son service en 1901, nous avions déjà su apprécier les hautes qualités du maître qui font que, lorsqu'on a été un peu son élève, on sent tous les jours davantage la nécessité de l'être plus longtemps. Aussi ce fut pour nous un bien vif plaisir que de pouvoir retourner, en 1906, comme interne, dans son service de Saint-André, et en 1907 dans son hôpital Tastet-Girard.

Au moment de le quitter, nous le remercions de toutes les marques d'amitié qu'il n'a cessé de nous prodiguer, sachant bien que, quoi que nous disions ici, nous ne saurons jamais exprimer complètement et notre admiration et notre reconnaissance.

A tous ceux qui ont su nous faciliter la tâche au cours de nos études, à MM. les professeurs agrégés Sabrazès, Mongour, Abadie, Cruchet, Verger, Bégouin, Vénot, à MM. les docteurs Verdelet, Jacques Carles vont aussi nos sentiments de reconnaissance.

Enfin ce n'est pas sans une certaine émotion que nous quittons tous ceux qui furent, pendant nos années d'internat, d'excellents camarades. Qu'ils soient assurés qu'ils retrouveront toujours en nous la solide amitié qui naît et se développe à la salle de garde.

TUBERCULOSE ET MARIAGE

INTRODUCTION

S'il est à l'heure actuelle, où se discutent avec tant d'ardeur et même avec tant de résultats toutes les questions dont l'intérêt touche autant à la société qu'à l'individu, s'il est, dis-je, une question qui mérite d'arrêter longuement l'attention des médecins, c'est bien le problème angoissant que leur pose si souvent une famille, soupçonneuse de sa gravité : « Pouvons-nous marier notre fils, notre fille, atteint ou guéri de tuberculose pulmonaire? »

Je dis de tuberculose pulmonaire car, à la vérité, c'est bien cette localisation de la maladie qui frappe le plus vivement l'esprit du peuple. C'est elle qu'il voit toujours lorsque le mot de tuberculose est prononcé devant lui, et il ne sait guère qu'à côté de la phtisie pulmonaire il y a aussi des tubercules et des bacilles à la base de toutes ces fistules cellulaires ou ganglionnaires, de toutes ces tuméfactions cervicales, axillaires ou inguinales. Qui penserait dans le peuple que cette gibbosité qui déforme depuis si longtemps tel ou tel, sans que cependant sa santé générale en ait souffert beaucoup, est le résultat d'une localisation bacillaire guérie ou sommeillante? Qui penserait que cette manifestation en apparence unique est peut-être accompagnée de lésions sœurs, dont la structure intime est identique et est la résultante de la même cause, le bacille tuberculeux? Qui verrait là pour le sujet (je ne dirai pas pour le malade, car personne dans sa famille ou parmi ses amis ne le considère comme tel), une épine qui subsiste, la manifestation d'un ensemencement tuberculeux qui peut se réveiller brusquement et conduire le malade à la cachexie finale et la mort? Personne. Aussi la question d'esthétique jugée, il est bien rare que le médecin soit consulté au sujet du mariage d'un scrofuleux, d'un Pottique, d'un coxalgique, actuellement qualifié par tout le monde de boîteux ou de bossu, et rien de plus.

Et c'est peut-être pour cela que ce côté de la question, à savoir les rapports du mariage et des tuberculoses dites chirurgicales, a été mal étudié. Cependant si on attire moins souvent notre attention vers ce point, n'est-il de notre devoir à nous médecins, qui savons la nature essentiellement identique de toutes ces lésions, de rechercher ce que deviennent ces malades lorsqu'ils ont à supporter la tâche la plus lourde qui incombe à tout être vivant, la reproduction de l'être et le maintien de l'intégrité de l'espèce? Comment la supportent-ils? Comment la remplissent-ils?

Lorsque le médecin est consulté, il faut donc qu'il se pose la question en ces termes :

Le ou la malade pour qui on parle de mariage ne risque-t-il pas la contamination de son conjoint et la contamination de ses enfants?

Le mariage et la fonction de la reproduction (en particulier chez la femme) ne peuvent-ils pas exercer sur les lésions que présente le sujet une influence nuisible?

Ses enfants, comme ceux qui sont conçus au cours des maladies infectieuses, ne présenteront-ils pas des lésions, les unes spécifiques, comme cela arrive dans les cas de grossesse au cours de la syphilis, les autres dystrophiques? La grossesse elle-même ne sera-t-elle pas interrompue au cours de la maladie?

Enfin, s'il est admis qu'il est impossible d'autoriser le mariage d'un tuberculeux dont les lésions sont en période d'activité, est-il possible d'accorder son autorisation chez un tuberculeux dont les lésions paraissent guéries? Au bout de combien de temps cette autorisation pourra-t-elle être donnée?

La solution d'un pareil problème touche donc par bien des côtés à des questions qui ont suscité la publication de travaux très nombreux : telle la question de la contagion tuberculeuse dans la famille; telle celle de l'infection de l'enfant *in utero;* telle celle de l'hérédo-dystrophie tuberculeuse.

Il n'entre donc pas dans notre plan de traiter en détail chacun de ces points particuliers en y apportant des documents nouveaux et personnels. Ce que nous avons voulu faire, c'est simplement montrer qu'un ou une tuberculeuse qui se marie pendant le cours de sa maladie court des risques personnels et en fait courir à sa famille.

C'est grouper en un ensemble d'arguments les faits établis à l'heure actuelle qui montrent la contagion familiale, l'hérédo-dystrophie, l'influence nuisible de la grossesse, de l'accouchement et de la lactation sur la marche de la tuberculose, pour montrer que le mariage doit être interdit aux tuberculeux, tant que leurs lésions sont actives.

C'est enfin montrer que quelquefois le mariage peut être autorisé quand une guérison durable est constatée, et chercher à déterminer dans quelles conditions cette autorisation peut être donnée.

PREMIÈRE PARTIE

DANGERS DU MARIAGE POUR LA TUBERCULEUSE

PREMIÈRE PARTIE

Dangers du mariage pour la tuberculeuse.

CHAPITRE PREMIER

ACTION DE LA GROSSESSE ET DE L'ACCOUCHEMENT SUR LA TUBERCULOSE DE LA MÈRE

A. Historique.

Pour quiconque étudie dans les traités l'action qu'exercent mutuellement la tuberculose et la grossesse l'une sur l'autre, il n'y a pas de doute : D'une part la diathèse est gravement influencée par la grossesse et surtout par l'accouchement. La grossesse, d'autre part, bien que ne se ressentant pas d'une façon aussi nette de l'action de la tuberculose que de celle de la syphilis, risque fort d'être troublée et d'aboutir à l'accouchement prématuré, quelquefois à l'avortement.

Et si nous interrogeons les praticiens qui ont une longue expérience de la chose, nous apprenons d'eux que bien que quelquefois leurs souvenirs ne soient point d'une rare précision, tous ont vu des exemples frappants de tuberculose marchant rapidement dès le début, ou plus souvent vers la fin de la grossesse.

Telle est l'opinion généralement admise aujourd'hui, à quelques exceptions près.

Il n'en fut cependant pas toujours ainsi.

C'est surtout au XVIIIe siècle que cette théorie de l'heureuse influence de la grossesse sur la tuberculose fut admise par les auteurs. Cullen, dans ses « Éléments de médecine pratique », n'hésite pas à déclarer que la grossesse retarde souvent chez les femmes les progrès de la phtisie. C'est aussi l'opinion de J. Franck (*Pathologie médicale,* IV). Brioude, dans son *Traité de la phtisie pulmonaire,* publié en 1803, aurait constaté, dit-il, que la grossesse et l'accouchement paraissent chéz certaines malades avoir arrêté les progrès de la phtisie. C'est ce que soutenait déjà Rosières de Chassagne, dans son *Manuel des pulmoniques,* lorsqu'il disait : « De deux femmes phtisiques au même degré, on peut être *sûr* que celle qui deviendra enceinte portera son fruit à terme, tandis que l'autre pourra périr avant ce temps ».

Seul parmi tant de médecins et d'accoucheurs, Mauriceau fait entendre des protestations contre une telle interprétation des faits. « Le meilleur conseil à donner aux tuberculeuses, dit-il, est de ne pas faire d'enfants à l'avenir, car leur poitrine devient d'autant plus mauvaise qu'elles ont plus d'enfants et elles périssent ordinairement par quelque renouvellement de fluxion qui se fait presque toujours dans le temps de leur grossesse ou peu de temps après leur accouchement » (*Traité sur la grossesse,* 1687).

Malgré l'autorité de celui qui l'avait émise cette opinion ne devait, dans le siècle suivant, se faire admettre que lentement et d'une façon pénible. D'ailleurs, comme il arrive si souvent en médecine, une troisième façon de voir, plus éclectique et tenant à la fois de l'une et de l'autre, ne devait pas tarder à être émise et à rallier à elle des noms illustres.

Parmi les défenseurs de l'influence heureuse de la grossesse, se trouvent encore des gens de haute valeur tels que Andral (*Clinique médicale*), Larcher et Gubler (Comptes rendus de la Société de biologie, 1850). Louis, dès cette époque, avec ses rares qualités d'observateur, émet des doutes sur cette prétendue influence heureuse, et dans ses recherches anatomo-pathologiques sur la phtisie, se range, bien que d'une façon un peu timide cependant, à l'opinion de Mauriceau.

A partir de ce moment, la question soulevée et nettement posée allait susciter la publication de documents de plus en plus nombreux, de plus en plus fouillés. A partir de ce moment aussi l'avantage se dessine de plus en plus nettement au profit de la thèse de l'aggravation de la tuberculose pulmonaire par la grossesse. Ce sont d'abord de simples observations isolées, plus tard groupées, enfin des mémoires importants qui devaient de plus en plus forcer la conviction. La première observation est celle de Huguier, qui relate un cas de mort subite chez une tuberculeuse enceinte, puis une observation de Robert, une de Hervieux qui la termine par ces réflexions : « L'assertion des auteurs qui, confiants dans la sollicitude de la nature pour le nouvel être, regardent la grossesse comme une sorte de préservatif contre l'action des causes morbifiques ou comme une entrave à la marche des maladies préexistantes a besoin d'être démontrée par des faits nouveaux ». Puis vient le mémoire de Grisolles lu à l'Académie de médecine dans la séance du 2 octobre 1849, où les cas de coïncidence de grossesse et de tuberculose relatés se sont tous terminés d'une façon déplorable. Et l'auteur fort justement remarque qu'il serait extraordinaire qu'un organisme dont les moyens de défense sont en déficit, qui est miné par les sueurs nocturnes, la fièvre hectique, la diarrhée, l'expectoration purulente puisse subvenir au développement de deux êtres. Conclusion si naturelle que l'on s'étonne de ne pas l'avoir vu émettre plus tôt par les auteurs. En 1852, Dubreuilh de Bordeaux, dans son mémoire à l'Académie de médecine, soutient la même thèse, ses treize cas se sont montrés tous manifestement très mal influencés. Dans l'un d'eux même la grossesse fut terminée au septième mois par la mort de la mère. Et (qui aurait pu le supposer après la lecture de ses observations?) faisant en quelque sorte une véritable concession aux théories qui avaient été émises avant lui, Dubreuilh admet que le processus tuberculeux paraît avoir été enrayé dans les derniers mois de la grossesse (?).

Dès lors, la tentative de conciliation entre les deux opinions extrêmes devait encore être tentée mais avec une plus grande justesse d'observation, car Pidoux, dans son *Traité de la phtisie* (1874, p. 313), essayant de montrer l'influence de la phtisie sur la grossesse, en quelque sorte contradictoire suivant qu'elle s'exerce dans les premiers ou dans les derniers mois de celle-ci, la considérait comme favorable au début, néfaste au contraire dans les derniers temps et surtout au moment de l'accouchement.

Cette opinion de l'amélioration au début de la grossesse est indéniable dans certaines observations.

A partir de ce moment, l'opinion du monde scientifique paraît s'orienter de plus en plus vers la théorie de l'aggravation. Bientôt on la voit soutenue en France, par G. de Mussy, Depaul, Gaulard, Hergott, Lasègue, Grancher, Budin, Ortega, Tarnier; à l'étranger, par Spiegelberg, Schrœder, Heckel, Braùn, Duncan, Weltimbosky, Liberio Borghesio, Maragliano, Martinetti, Chiara.

Citons enfin parmi les auteurs les plus récents, tous favorables à cette idée, Gilbert, Doléris qui, dans une observation publiée à l'Académie de médecine en 1897, montre la grossesse déterminant, au cours d'une tuberculose torpide, une mobilisation des bacilles avec véritable septicémie bacillaire, démontrée par l'inoculation du sang au cobaye; Chambrelent, Hirigoyen, Lugeol, Claoué qui citent aussi des cas d'aggravation de la maladie. Ce dernier a montré que dans trois cas la phtisie pulmonaire se compliqua, au cours de la grossesse, de phtisie laryngée, manifestation qui atteint toujours gravement l'état général.

S. Bernheim, de Paris, publie en 1900, dans la *Revue mens. de gyn., obs. et pæd. de Bordeaux*, un article où il conclut, lui aussi, à l'influence déprimante de la grossesse sur la tuberculose. Mais le mérite de ce mémoire (qui est surtout d'avoir été fait à une époque où l'on sait la différence qu'il y a d'un cas de tuberculose à l'autre) est dans ce qu'il montre que les cas observés sont différents et qu'en les examinant tous comme susceptibles d'être comparés en gros, on aboutit fatalement, avec des cas bien observés, à des conclusions fausses. Il faudrait, d'après lui, observer l'évolution des phénomènes morbides : 1° chez la femme hérédo-dystrophique susceptible d'être contaminée; 2° chez la tuberculeuse au premier degré; 3° chez la tuberculeuse au deuxième degré; 4° chez la tuberculeuse au troisième degré. Un dernier point reste à élucider, celui de l'évolution de la grossesse chez la tuberculeuse guérie. Nous ajouterons qu'il faudrait aussi tenir compte exactement de la marche de la tuberculose en présence de la grossesse, suivant le milieu auquel appartient la malade.

Chez la femme en imminence de bacillose, il distingue deux cas : ou bien la femme est encore très jeune et en voie d'évolution, sortant tout juste de la puberté, et alors la grossesse lui est fatale, ou bien fragile, mais déjà bien formée elle peut supporter la grossesse sans trop en souffrir.

A la première période, il arrive souvent que la grossesse n'est pas influencée fâcheusement. A quoi cela peut-il tenir? demande Bernheim, et il rappelle l'opinion de Ribemont-Dessaigne expliquant la décongestion du poumon s'effectuant à cette époque, grâce à l'hypertrophie cardiaque de la grossesse. En réalité, pour lui, si ces malades vont bien, il est inutile d'en chercher l'explication si loin, c'est que leur santé générale n'est pas trop détériorée.

En cela, il reste de l'avis de Vinay :

« Lorsqu'on veut, dit celui-ci, se borner à un examen impar- » tial des faits, il est impossible de ne pas reconnaître que l'ag- » gravation si fréquente de la tuberculose pulmonaire par la » grossesse n'est pas un fait constant. Ses formes chroniques » avec localisation, peu étendues, restent compatibles avec un » état général satisfaisant, avec la persistance des fonctions » digestives. Ces femmes subissent souvent sans encombre leur » grossesse, et mettent au monde des enfants vigoureux. Mais » ces faits ne constituent qu'une exception minime ».

L'un comme l'autre admettent qu'à mesure que les lésions avancent et deviennent plus importantes, la marche de la tuberculose paraît plus nettement influencée, et que souvent, malgré l'arrêt momentané déjà vu par Gardien, Capuron, Pidoux, Peter, la maladie reprend sa marche, plus rapide que jamais, dans les derniers mois de la grossesse.

A cette liste déjà longue d'auteurs ayant soutenu cette théorie de l'influence néfaste de la grossesse sur la tuberculose, nous ajouterons les noms de Lalesque (d'Arcachon) (Congrès de Montauban, 1902, *Gaz. méd. de Bordeaux*), de Jeannel (du Mont-Dore).

Contre l'opinion générale, Mercier (Thèse de Paris, 1894) est le seul à soutenir qu'il y a simplement coïncidence quand il y a aggravation, et cela parce que quelquefois les grossesses paraissent ne pas influencer la tuberculose, et que souvent, alors que la première n'a influencé en rien la maladie, ce n'est qu'à la deuxième ou troisième que les choses tournent mal. Ne serait-il pas plus juste de conclure que sur un organisme résistant une cause qui n'agit qu'une fois agit moins sûrement que lorsqu'elle agit plusieurs fois et en série?

B. Pathogénie des accidents.

Si nous essayons de voir quelles sont les modifications que la grossesse imprime aux divers appareils de la mère, nous voyons que très souvent ces modifications sont telles qu'il devient pour ainsi dire impossible de ne pas les considérer comme de véritables troubles susceptibles par conséquent d'avoir un retentissement considérable sur l'état général et de faciliter l'apparition ou de précipiter l'évolution de la tuberculose.

Nous classerons en deux groupes les modifications qu'apportent la grossesse et la tuberculose aux fonctions des divers appareils quand elles évoluent simultanément chez une même malade.

1° Modifications apportées :

a) au système nerveux;
b) à l'appareil digestif;
c) au sang;
d) à l'appareil urinaire.

2° Celles apportées :

a) à l'appareil cardio-vasculaire ;

b) à l'appareil respiratoire.

Nous les avons ainsi classées, car aux désordres des premières nous paraissent dues les complications de l'état général, telles qu'absence de ressort moral, neurasthénie, perte de l'appétit, vomissements, dénutrition, marche subaiguë ou aiguë de l'affection ainsi favorisée ; aux désordres des secondes se rattachent au contraire les complications locales telles que : la dyspnée, la congestion pulmonaire, la dilatation du cœur droit, l'asystolie, l'hémoptysie.

La grossesse comme la tuberculose entraîne toujours du côté du système nerveux un certain nombre de troubles qui, en se surajoutant les uns aux autres, sont susceptibles de faire subir à l'état général de la malade de sérieux dommages.

Ce sont d'abord, au cours de la grossesse, des changements de caractère bizarres et inexpliqués, des antipathies, une tendance aux colères et aux violences, quelquefois au contraire de l'apathie, un état neurasthénique très net, une absence absolue de tout courage.

A ces troubles purement psychiques viennent se joindre d'autres tels que les névralgies violentes et rebelles occupant souvent tout un côté de la face, et obligeant parfois la malade à passer des nuits entières sans sommeil, la privant ainsi d'un repos réparateur.

Si nous réfléchissons que c'est un système nerveux sain et solide qu'il faut à un tuberculeux pour guérir, que c'est un caractère fort et une ferme volonté qu'il lui faut pour arriver au but, que *s'il mange et s'il dort, il est presque sûr du résultat*, nous comprendrons combien les désordres nerveux de la grossesse viennent mal à point fondre sur une femme que sa maladie n'a déjà que trop de tendances à porter aux idées sombres et à la neurasthénie.

En effet, chez les tuberculeux, il est constant d'observer la fatigue générale au moindre effort, la lassitude, l'accablement et la dépression, tous troubles nerveux qui succèdent en général à une période d'observation de soi-même raffinée, d'inquiétude vague de découvrir le mal que le sujet redoute, risquant, quand ils coïncident avec des phénomènes tels que les névralgies de la grossesse, de mettre le sujet dans un état de moindre résistance inquiétant. Et c'est alors que la malade est réellement incapable, pour guérir, de le vouloir, de le vouloir bien, de le vouloir longtemps comme le réclame Grancher à toute malade qui veut vraiment vaincre sa maladie.

Cet état est d'ailleurs entretenu et aggravé par les désordres que l'on peut noter du côté d'autres appareils au cours de la grossesse.

L'appareil digestif, qui constitue pour le tuberculeux comme un laboratoire de sa guérison, peut être troublé et du fait de la grossesse et du fait de la tuberculose. Et c'est pour cela que dans maintes observations ce sont ces troubles qui sont signalés comme cause de l'aggravation de la maladie.

En effet, au cours de la grossesse, l'appétit est souvent diminué, quelquefois complètement aboli, plus souvent perverti. Et si à ces troubles viennent s'ajouter les troubles dus à la neurasthénie, à la fièvre, à l'infection tuberculeuse, on peut voir combien il va être difficile au médecin de stimuler sa malade pour réveiller ce qu'il sait être une nécessité de premier ordre pour obtenir la guérison.

A cette perte de l'appétit viennent quelquefois s'ajouter les vomissements de la grossesse, qui, s'ils sont très bien supportés au cours des grossesses normales, deviennent une cause d'affaiblissement terrible chez des malades déjà exposés à cet accident par la toux hémétisante.

En résumé, pour ce qui est des fonctions digestives, nous voyons que la quantité de réserves nutritives dont peut disposer la femme enceinte est tout à fait au-dessous de la normale à cause de deux phénomènes pathologiques que la tuberculose comme la grossesse concourent à établir chez le sujet : la perte de l'appétit et les vomissements.

Voyons maintenant quel est l'état de la fonction rénale dans les deux cas.

Au cours de la grossesse, la sécrétion urinaire présente des modifications que nous pouvons classer en modifications d'ordre physiologique et modifications d'ordre pathologique.

Les secondes sont pour nous moins importantes, car elles ne sont que l'exception, et pour terminer d'emblée avec elles, nous dirons qu'on peut observer, pendant la grossesse, du sucre et de l'albumine dans les urines. La présence du sucre ne nous intéresse pas ici. C'est une simple coïncidence entre le diabète et la grossesse. Nous ne nous en inquièterons pas dans ce travail.

L'albumine, au contraire, mérite d'être étudiée avec soin. Résultat de processus pathologiques divers, tels que néphrite épithéliale aiguë due à l'auto-intoxication gravidique, lésions dégénératrices consécutives à la compression uretérale, néphrite chronique préexistante à la grossesse, cette albuminurie n'en est pas moins l'indice d'une altération de la glande rénale, dans les uns et les autres cas. La chose est ainsi comprise aujourd'hui que la réalité de l'albuminurie physiologique devient de plus en plus problématique.

Ainsi peu importe sa cause, toute femme enceinte qui présente de l'albumine dans les urines *est frappée d'une lésion rénale.*

Si nous supposons la dite malade atteinte de tuberculose pulmonaire, nous avons à redouter pour elle l'aggravation des lésions rénales car, comme toutes les infections, la tuberculose est susceptible d'altérer les reins, et cela quelle que soit la période de la maladie, soit qu'il s'agisse d'albuminurie prétuberculeuse (Talamon), soit qu'il s'agisse d'albuminurie par nécrose de coagulation des épithéliums, constante à la période d'état (Leredde), soit qu'il s'agisse de l'albuminurie de la période terminale due dans tous les cas, d'après Le Noir, à la dégénérescence amyloïde du rein. Ainsi, à des degrés divers, la tuberculose crée l'insuffisance rénale. Le pronostic seul de celle-ci varie avec la nature de la lésion qui est à son origine.

Dans sa fonction rénale comme dans sa fonction digestive, la femme enceinte est menacée d'être doublement frappée et par sa grossesse et par sa tuberculose. Elle court donc vers l'intoxication gravidique et tous ses accidents.

Les modifications de la composition de l'urine dans les deux états que nous étudions sont aussi très intéressantes, car elles témoignent de processus tout à fait différents présidant à la nutrition générale.

La grossesse entraîne, en général, une augmentation du volume total de l'urine excrétée en 24 heures. Mais à côté de cela, on note une diminution dans l'excrétion des matériaux solides. Si les chlorures deviennent plus abondants en raison de l'activité des combustions et de la désassimilation des tissus maternels (Chalvet), les sulfates, les phosphates, l'urée, l'acide urique diminuent dans les urines et cela malgré l'intégrité du parenchyme rénal. « Il est permis de croire, dit Budin, que les sulfates et les phosphates retenus sont utilisés pour le développement du nouvel être et en particulier pour celui de son système osseux ».

A l'opposé de ce que nous venons de voir, la tuberculose entraîne toujours une déminéralisation de l'organisme excessivement active. Robin (Soc. méd. des hôpitaux, 1895), a montré qu'à l'analyse chimique l'urine donne une élévation du chiffre des matériaux solides éliminés. Moins accusée pour les sulfates, ces pertes anormales portent sur les phosphates terreux (3 à 4 grammes par litre et les chlorures 16 à 18 grammes). On note également un excès de Ca (éliminé sous forme de phosphate de chaux), et des matières organiques dérivées des albuminoïdes, sous forme d'urée, d'acide urique, de créatine, de tyrosine et de leucine.

En somme, chez le tuberculeux, il y a déminéralisation intense, surtout déperdition de phosphates d'autant plus active que la maladie est plus grave, et cette déperdition donne la mesure de la destruction leucocytaire, c'est-à-dire des phénomènes de lutte qui se passent dans les foyers tuberculeux.

Ainsi, dans l'un et l'autre cas, nous voyons qu'il faut à l'organisme des phosphates, des sulfates, etc... en quantité plus abondante qu'à l'ordinaire ; la tuberculeuse les utilisant à combattre son infection, la femme enceinte à nourrir son enfant, grossesse et tuberculose mettent donc la femme dans l'impossibilité très probable de recevoir d'une nutrition défectueuse ce dont elle a besoin pour cette double tâche.

Il n'est d'ailleurs pas jusqu'aux analyses de sang qui ne réussissent à montrer l'antagonisme qui existe entre la grossesse et la tuberculose.

Malgré qu'après Andral et Gavarret, Becquerel et Rodier, Regnault, la majorité des auteurs aient admis l'existence d'une anémie gravidique, il est aujourd'hui démontré qu'il y a dans les cas normaux : 1° augmentation du volume de la masse sanguine; 2° hyperglobulie; 3° augmentation de la valeur globulaire (Spiegelberg, Ingerslov, Reinol, Schröder, Fehling). L'anémie de la grossesse n'existe que dans certains cas (Vinay), seulement chez les sujets chétifs (Olshausen et Veit).

Existe-t-il à côté de ces modifications dans la quantité et la qualité des éléments vivants du sang, des modifications du sérum susceptibles d'expliquer d'une façon nette la marche aiguë qui naît de l'affection tuberculeuse dans tant de cas.

Bouchard a essayé d'expliquer la chose par l'augmentation du chiffre normal du glucose dans le sang de la femme enceinte. Il est évident que la présence du sucre dans le sang favorise l'implantation et le rapide développement du bacille de Koch dans l'organisme. Et il suffit de se rappeler la marche de la tuberculose chez les diabétiques pour en être frappé. En outre, comme le fait remarquer Bouchard, dans la même race la tuberculose frappe davantage la vache laitière dont le sang est riche en glucose, que le bœuf dont le sang en contient très peu. La présence du sucre dans le sang de la femme enceinte est-elle si constante et surtout si considérable, qu'il faille en tenir un tel compte ?

Charrin pense que la grossesse fait naître dans l'organisme des modifications du plasma et des cellules susceptibles d'entraîner un état général favorable au développement du bacille de Koch. Une explication aussi vague ne revient-elle pas à constater simplement le fait clinique. C'est une explication qui n'en est pas une.

La tuberculose, au contraire, entraîne des modifications considérables dans la composition du sang, et la valeur globulaire et le nombre des globules sont, au cours de cette affection, considérablement diminués. Il en résulte une anémie considérable, capable parfois de constituer presque le seul symptôme de la maladie et de faire porter un diagnostic de chlorose.

En résumé, nous voyons que toutes les fonctions qui président à la nutrition et par conséquent au maintien de l'intégrité de l'état général risquent d'être troublées du fait de la grossesse et sont troublées du fait de la tuberculose.

Du côté du système nerveux, elles sont susceptibles de créer, en se superposant, un état neurasthénique très net; du côté du tube digestif, elles aggravent mutuellement l'anorexie et les vomissements, d'autant plus graves que toutes deux concourent à les provoquer; la nutrition, par là même insuffisante, l'est encore bien plus par les besoins de dépense que créent ces deux causes de déficit : la grossesse exigeant chaque jour la mise en service, pour le nouvel être, d'une bonne partie des matériaux assimilés, la tuberculose exigeant au contraire leur large dépense pour la seule défense de la mère. L'examen chimique des urines, dans les deux cas, est là pour le démontrer.

Et par là, se montre jusqu'à l'évidence qu'il est fatal qu'une femme dont le tube digestif, le foie, le rein, le sang sont adultérés par la tuberculose, mène mal sa grossesse, et risque, pour elle, les dangers de l'auto-intoxication qui attend toute femme dont les organes essentiels sont lésés, pour son enfant, l'hérédo-dystrophie commune, à quelques particularités près, à toutes les intoxications et à toutes les infections chroniques.

Ne nous étonnons donc plus de rencontrer chez nos malades les accidents qui les frappent au cours de la grossesse, à savoir la plupart du temps la marche aiguë de l'infection, l'envahissement progressif mais rapide de l'organisme par le processus pathologique auquel il est livré sans défense. Ne nous étonnons pas non plus de voir certaines complications d'ordre purement local comme l'hémoptysie, la congestion active ou l'insuffisance cardiaque, brusquer la terminaison à la faveur d'un des actes de la maternité. L'étude en pareille circonstance des lésions et des troubles des deux appareils cardio-vasculaire et pulmonaire suffit à le faire comprendre.

Voyons, en effet, ce qui se passe de ce côté.

Appareil circulatoire. — Il convient de voir séparément ce qui se passe du côté du moteur cardiaque et du côté des vaisseaux. Le cœur de la femme enceinte présente souvent des modifications qui ont pu faire penser à certains auteurs que normalement il s'hypertrophiait. Soutenue par Larcher, Ducrest et Blot, cette théorie de l'hypertrophie du cœur paraissait très logique étant donné, ainsi que nous l'avons vu plus haut, l'établissement de la circulation utéro-placentaire et l'augmentation du volume total du sang. Aujourd'hui cette théorie n'est plus défendue. Les auteurs, d'accord en cela avec Gerhard, Friedreich, Rendu, Letulle, Macdonald, admettent que chez la femme bien portante il n'y a jamais hypertrophie cardiaque. Ce qui existe quelquefois, c'est un léger degré de dilatation coïncidant avec la constatation d'un léger bruit de galop droit (Vaquez et Millet).

En revanche, ce qui est constant et pour ainsi physiologique, c'est une hypertension pulmonaire parallèle à l'accroissement de la circulation aérienne. Cette hypertension déterminera quelquefois l'apparition d'un dédoublement du second bruit dû à l'abaissement rapide des sigmoïdes pulmonaires, et dans quelques cas où le muscle cardiaque, pour une raison quelconque, se trouve au-dessous de sa tâche, une dilatation du cœur droit et de la stase pulmonaire, de l'asystolie.

Or, si nous étudions les altérations que la tuberculose est capable de faire subir à la fibre musculaire cardiaque, nous voyons que les auteurs, sans être trop explicites sur la constatation clinique d'une myocardite tuberculeuse, admettront cependant que la tuberculose est susceptible de produire des lésions dégénératrices de la fibre (Merklen, *Traité de médecine et de thérapeutique,* VI, p. 322). C'est aussi un fait bien connu que les modifications de la tension vasculaire, se traduisant par un abaissement de 16 centimètres de mercure au sphygmomanomètre de Potain à 12 centimètres, sont fréquentes au cours de la tuberculose, en particulier dans les cas graves. Que l'on rapproche de ce fait la constatation, fréquente chez les femmes enceintes, d'un abaissement de la tension artérielle (de 16 à 12 centimètres de mercure), la présence de dilatations veineuses au niveau des membres inférieurs et de l'abdomen, que la compression des veines du petit bassin ne peut expliquer, d'après Budin (Budin et Dumelin, p. 143) (car au début de la grossesse, le volume de l'utérus n'est pas suffisant pour gêner la circulation de retour et de plus cet organe s'élève de bonne heure dans la cavité abdominale), que l'on en rapproche aussi la fréquence des œdèmes, bouffissures, infiltrations du tissu cellulaire par la sérosité du sang indépendante de toute altération clinique des reins et dès lors on n'aura plus lieu de s'étonner que les tuberculeuses enceintes fassent facilement des crises de dyspnée, de congestion pulmonaire, d'asystolie, en particulier au moment du travail où le cœur a besoin de fournir un gros effort.

Les modifications et les troubles de l'appareil cardio-vasculaire suffiraient, à eux seuls, à expliquer les troubles dont je viens de parler; nous allons voir maintenant comment la présence simultanée de modifications dans l'anatomie et dans la physiologie du poumon doit encore plus accentuer et favoriser l'importance de ces troubles.

En effet, la femme enceinte doit demander à son appareil respiratoire, comme aux autres, de fonctionner pour deux. Elle a donc besoin de son intégrité absolue. On a prétendu que pendant la grossesse, il existait un état spécial du poumon, susceptible d'entraîner des troubles graves et de permettre l'éclosion de la tuberculose. Nute, dans sa thèse, reprenant les idées de Trousseau, incrimine les hémoptysies essentielles, dites vicariantes de la grossesse. Et il rapporte une observation de Siredey, dans laquelle une femme enceinte devint tuberculeuse à la suite d'une hémoptysie de ce genre et succomba, cinq mois après l'accouchement, aux suites de son mal.

Nous pensons que, dans ce cas, il est permis de penser que ces hémoptysies n'étaient pas aussi essentielles qu'on a bien voulu le montrer et que, très probablement, elles ne constituaient qu'un des premiers symptômes, à la vérité le plus apparent, d'une bacillose déjà en voie d'évolution.

Les auteurs ont démontré que, contrairement à l'opinion de Dohrn qui, mesurant à l'aide du cyrtomètre de Voillez la cage thoracique de la femme enceinte et constatant que l'augmentation du diamètre transversal compensait la diminution du diamètre antéro-postérieur, expliquait la dyspnée éprouvée quelquefois par un refoulement du diaphragme en haut, ce dernier muscle conservait toujours au cours de la grossesse sa liberté entière. Ceci ressort des travaux de Regnard et Bar, qui, à l'aide de tracés indiquant les mouvements du diaphragme, ont bien mis la chose en évidence.

Et d'ailleurs, l'étude des échanges au niveau du poumon suffirait à montrer que la fonction respiratoire s'accomplit d'une façon plus active qu'à l'ordinaire.

Outre que le nombre des mouvements respiratoires est plus fréquent pendant la grossesse qu'à l'état normal (26 à 28 par minute aux huitième et neuvième mois au lieu de 16 à 20) (Delezenne et Deroubaix), Gavarret a établi que l'élimination de l'acide carbonique est plus considérable chez la femme enceinte que chez la femme normale. L'accroissement de la circulation aérienne entraîne un accroissement de la circulation sanguine. Le sang pulmonaire est aussi plus chaud qu'à l'état normal (Peter) et il circule plus vite.

En somme, pour nous résumer, la cage thoracique de la femme enceinte conserve ses dimensions normales; ses mouvements sont plus rapides. Les échanges au niveau du poumon sont plus considérables. L'air et le sang circulent plus vite à son intérieur.

Outre qu'une telle chose nécessite la présence d'un cœur solide, ce qui n'est pas le cas chez les tuberculeux, ainsi que nous l'avons vu tout à l'heure, le poumon, chez ces malades, est tout ce qu'il y a de plus impropre à accomplir un pareil travail.

En effet, d'après Hutchinson, Wintrich, Hecht, la spirométrie indique dès le début une diminution considérable de la capacité respiratoire. Ce n'est que par le nombre des respirations que l'équilibre se rétablit au profit de l'aération pulmonaire. A ce premier facteur de dyspnée s'en joignent d'ailleurs bien d'autres.

A côté des causes habituelles de dyspnée, auxquelles sont exposés tous les malades atteints d'une lésion du poumon ou du cœur, la dyspnée du tuberculeux augmente sous l'influence de la fièvre qui entraîne pour l'organisme un plus grand besoin d'oxygène. Quelquefois, c'est la nuit qu'elle se montre sous forme de pseudo-asthme (G. Sée).

Cette dyspnée est de pathogénie complexe. Outre les causes mécaniques, épanchement pleural, compression bronchique par des ganglions péri-bronchiques, compression nerveuse, etc., elle peut aussi être quelquefois mise sur le compte de troubles digestifs entraînant une dyspnée toxique, sur le compte de l'anémie, d'une fatigue insolite ou d'un spasme des muscles respiratoires, souvent d'une poussée de congestion passagère autour des lésions tuberculeuses (Grancher et Barbier).

L'examen chimique des échanges respiratoires chez le tuberculeux montre d'ailleurs que ces échanges se font mal chez lui.

L'acide carbonique expiré est au-dessous de la normale d'après Grancher et Hutinel, article *Phtisie* du Dictionnaire encyclopédique des sciences médicales.

Toutes ces conditions exposent donc la tuberculeuse à voir pendant sa grossesse son appareil pulmonaire insuffisant laisser s'établir chez elle des crises de dyspnée, des poussées de congestion pulmonaire favorisées par l'état de son cœur, ou entraînant secondairement des désordres cardiaques, que les lésions de l'organe avaient été insuffisantes à produire à elles seules.

Si nous ajoutons à cela les lésions des vaisseaux pulmonaires eux-mêmes atteints, au voisinage des lésions bacillaires, de petits anévrysmes susceptibles de se rompre au moindre excès de tension et de donner lieu à des hémoptysies, nous comprendrons que cette complication fréquente pendant la grossesse qui entraîne, ainsi que nous l'avons vu, une augmentation de la tension pulmonaire, devienne plus fréquente encore au moment du travail pendant lequel la tension artérielle augmente, ou dans les cas de grossesse avec albuminurie entraînant aussi la vasoconstriction générale.

Et pour nous résumer ici encore, si nous avons vu que les fonctions qui président à la nutrition montrent par l'étude de chacune d'elles la fatalité de la faillite de l'organisme en présence des besoins nouveaux que lui créent grossesse et tuberculose simultanées, l'étude du fonctionnement de l'appareil couplé cardio-vasculo-pulmonaire doit nous rendre compte de la pathogénie des accidents locaux susceptibles de mettre fin à la vie de la malade : dyspnée pendant la grossesse, hémoptysie pendant le travail, congestion pulmonaire passive que favorise l'état du cœur et l'effort qu'il a à fournir, asystolie générale susceptible enfin de se produire dans certains cas.

Et pour terminer, en mélangeant les résultats de cet état local et de cet état général, il est facile de prévoir l'aggravation qui résulte, par exemple, de l'association de la diminution du champ de l'hématose par une lésion pulmonaire franchement tuberculeuse à laquelle s'associe une poussée de congestion passive tantôt par insuffisance cardiaque, tantôt par insuffisance rénale, tantôt par les deux.

Ne suffit-il pas d'ailleurs, sans chercher leurs conséquences, d'avoir montré simplement les lésions de tant d'appareils, pour pouvoir comprendre combien fréquemment la situation doit être aggravée, rendue même fatale pour la malade qui doit à la fois accomplir cette lourde charge : lutter pour elle contre la tuberculose, pourvoir en même temps à tous les besoins de la vie d'un nouvel être ?

C. Etude clinique des complications de la tuberculose pulmonaire pendant la grossesse et l'accouchement.

Dès maintenant, cherchant à établir les différences que l'on remarque dans l'évolution des accidents suivant les cas, nous étudierons d'abord l'influence de la grossesse : 1° sur les malades atteintes de manifestations tuberculeuses non pulmonaires (ostéo-arthrites, gommes, adénites, lupus, etc.); 2° sur les malades frappées seulement de prédisposition à la bacillose et de tares héréditaires (chlorose par exemple); 3° sur les lésions pleurales (pleurésie séro-fibrineuse). Enfin, sur le bacillose pulmonaire à chacune des périodes.

Nous verrons à la fin de ce chapitre que, généralement nulle, pour ce qui est des femmes atteintes de tuberculose chirurgicale, cette influence de la grossesse est mauvaise chez les prédisposées, très mauvaise chez les pleurétiques, de plus en plus grave quand il s'agit de tuberculose pulmonaire, sa gravité croissant avec l'étendue et le degré de la lésion.

Ensuite, nous passerons à l'étude des accidents auxquels on assiste au moment de l'accouchement.

Ainsi que cela peut se concevoir si facilement, la grossesse est une telle cause débilitante que, souvent, et sans qu'aucune autre influence intervienne, on peut voir la tuberculose éclore pendant sa durée chez des personnes jusque-là bien portantes. Nous savons bien que certains organismes résistent d'une façon évidente à certaines causes pathogéniques, qu'il est rare de voir les sujets être toujours frappés par la maladie quand une cause uniquement favorisante agit sur eux. Et, par là, rien d'étonnant à ce que certaines malades débilitées, prédisposées ou même bacillaires depuis longtemps, parviennent à mener à bon port des grossesses pénibles et fréquemment répétées. Les observations de Pinard rapportées par Queirel dans la préface de ses cliniques obstétricales, n'ont pas d'autre portée que celle de faits étranges, paradoxaux, mais qui ne sauraient en rien contredire la règle générale. Et il ne faut pas leur attribuer plus d'importance qu'ils ne le méritent.

Voici une série de cas où il semble bien que la grossesse a été la cause la plus importante, pour ne pas dire la seule, à favoriser l'éclosion des accidents :

Observation I (résumée).

In Proust.

Début de la tuberculose pendant les premiers mois de la grossesse chez une femme IV-pare âgée de 26 ans. Marche rapide de l'affection.

Femme de 26 ans.

Milieu pauvre.

Aucun antécédent bacillaire.

Trois grossesses successives en quatre ans avec enfants remarquablement beaux.

Commence à tousser un mois après les dernières règles.

A l'époque où elle est examinée, on constate des signes de caverne au sommet gauche avec pleurésie à la base, des signes de 2e degré à droite.

L'accouchement d'un enfant chétif a lieu normalement; la délivrance est suivie d'une hémorrhagie assez abondante.

L'enfant meurt dix jours après.

La mère meurt trente-cinq jours après l'accouchement à la suite d'accidents consécutifs à sa bacillose pulmonaire.

Observation II (résumée).

In Proust.

Tuberculose à marche rapide ayant évolué surtout pendant les premiers mois de la grossesse chez une femme II-pare âgée de 22 ans.

Femme de 22 ans, domestique.

Pas d'antécédents héréditaires bacillaires.

Pas d'antécédents personnels importants.

Première grossesse normale. Enfant très beau.

Début de la toux pendant les premiers mois de la deuxième grossesse. Rapidement perte de l'appétit, fièvre le soir, amaigrissement.

Au cinquième mois, on constate à l'examen une excavation du sommet gauche et une infiltration massive du sommet droit avec état général très faible.

Bientôt diarrhée, vomissements, expectoration purulente.

Au huitième mois, l'excavation du sommet gauche a augmenté d'étendue; l'infiltration du sommet droit est en voie de ramollissement.

Accouchement prématuré à cette époque, d'un enfant petit pesant 1.620 grammes, mort dans les vingt-quatre heures.

Mort le septième jour après l'accouchement.

Observation III (résumée).

In Rebière.

Femme de 22 ans, modiste.

Ni antécédents héréditaires ni antécédents personnels bacillaires.

Entre à l'hôpital au huitième mois de sa grossesse parce qu'elle tousse depuis un mois environ et souffre d'un point de côté.

A l'examen : infiltration du sommet droit, congestion légère de la même base.

Accouchement prématuré vers la fin du même mois d'un enfant de 2.600 grammes mort quelques minutes après.

Délivrance et post-partum sans incidents.

La tuberculose continue à évoluer d'une façon subaiguë et la malade meurt trois mois après.

Ainsi voici trois observations où sans cause appréciable une tuberculose grave s'est développée pendant le cours d'une grossesse et a marché progressivement. Les exemples de pareils cas sont d'ailleurs nombreux et seraient faciles à multiplier. Nous croyons que les fatigues de la grossesse, les modifications physiologiques qu'elle imprime à certains appareils, les inquiétudes qu'elle provoque chez certaines personnes sont susceptibles de favoriser la tuberculose. Dans ces cas-là très souvent l'affaiblissement de l'organisme a été assez considérable pour que la marche de l'affection soit rapide. Si la grossesse est, ainsi que nous venons de le montrer, une cause prédisposante de premier ordre chez des femmes que leur passé ou leurs antécédents ne prédisposaient en rien à la tuberculose, à plus forte raison exerce-t-elle une influence désastreuse chez les malades qui sont en imminence d'accidents morbides, que leur passé ou leurs tares héréditaires ont préparées. Il est des malades, et cela est su depuis bien longtemps, dont les antécédents familiaux sont déplorables. Issues et entourées de tuberculeux, elles n'attendent qu'une occasion de faire elles aussi leur tuberculose. Et pour elles c'est la grossesse qui est cette occasion. Quelquefois cette prédisposition ne s'est encore marquée par aucun accident susceptible de donner l'éveil, mais quelquefois les femmes ont été frappées d'affections qui doivent attirer l'attention du médecin et lui faire redouter pour elles les fatigues de la grossesse. Telle, par exemple, cette chlorose rebelle résistant à tout traitement dont l'histoire est rapportée dans l'observation de Lalesque que nous publions plus loin. A plus forte raison faut-il se méfier lorsque la malade a présenté des accidents dont la nature bacillaire est bien démontrée bien que leur évolution soit en général beaucoup plus bénigne que celle de la tuberculose pulmonaire.

Telles sont les adénites et ostéo-arthrites bacillaires qui ont pu frapper les malades dans leur jeune âge. A la vérité, les cas d'aggravation de ces lésions par la grossesse sont beaucoup plus rares que ceux d'aggravation de la tuberculose pulmonaire. En voici par exemple un certain nombre d'observations.

Observation IV (résumée).

In Mercier.

Scrofulides dans la première enfance. Grossesses. Tuberculose pulmonaire.

Femme de 28 ans, papetière.

Milieu pauvre.

Présente des cicatrices d'abcès froids carotidiens, sus-hyoïdiens, sous-angulo-maxillaires qui auraient évolué vers l'âge de 6 ans.

Réglée à 16 ans seulement, très anémique.

A eu une grossesse normale; a accouché d'un enfant bien portant.

Longtemps après, tuberculose pulmonaire avec excavation au sommet droit.

Observation V (personnelle).

Gommes bacillaires du cou. Mariage et grossesse. Réveil des lésions bacillaires. Tuberculose pulmonaire.

Femme de 23 ans.

Pas d'antécédents héréditaires.

Famille pauvre.

A 3 ans, adénite froide du cou.

A 7 ans, gommes cutanées et adénites (c'est ce qu'elle se rappelle avoir entendu dire) sur le bord antérieur du sterno-mastoïdien.

Réglée à 17 ans.

Toussait l'hiver; pas d'hémoptysie avant sa grossesse.

Mariée à 19 ans et demi; grossesse aussitôt après. Accouchement normal. Enfant bien portant. Pas d'allaitement.

Depuis cette époque, elle tousse souvent; a eu une petite hémoptysie récemment.

A l'auscultation, elle présente au sommet gauche des signes de bronchite persistante. En arrière, dans la fosse sus-épineuse, on constate de la submatité avec respiration rude et saccadée.

Observation VI (personnelle).

Lupus de la face. Grossesses nombreuses. Pas de tuberculose pulmonaire mais aggravation locale.

Femme de 40 ans.

Pas d'antécédents héréditaires bacillaires.

Pas d'antécédents personnels bacillaires non plus.

A 17 ans apparaît la première plaque lupique sur le côté gauche de la face.

A 18 ans, mariage.

A 19, première grossesse. Enfant bien portant qui a actuellement 21 ans.

Successivement quatre autres grossesses. Les enfants sont bien portants à l'exception du dernier, âgé de 13 ans, qui présente un lupus de la face.

Depuis l'époque de son apparition, le lupus que présente la malade a subi des alternatives d'amélioration et d'aggravation. Actuellement les deux joues et les ailes du nez sont complètement envahies. Il y a fréquemment de nouvelles poussées.

La malade, bien que pauvre, a suivi un traitement régulier dans les hôpitaux.

Observation VII (résumée).

In Mercier.

Tumeur blanche guérie. Grossesse. Récidive.

Femme de 23 ans.

Pas d'antécédents héréditaires bacillaires.

Réglée à 14 ans et demi.

A commencé à souffrir du genou à l'âge de 15 ans et demi, âge auquel elle a été obligée de garder le lit pendant quatre mois.

De 16 à 18 ans, on lui a fait prendre du fer.

De 18 à 20, elle s'est bien portée.

Mariée à 20.

Grossesse à 21. Pas d'incident ; enfant bien portant à l'heure actuelle.

Dans ces derniers temps, c'est-à-dire deux ans seulement après, elle a recommencé à souffrir du genou et on est obligé de pratiquer la résection de l'articulation.

A noter aussi que la récidive a été précédée d'une contusion du genou.

Observation VIII (personnelle).

Synovite. Grossesses.

Femme de 29 ans.

A subi la synovectomie pour une synovite bacillaire des fléchisseurs des doigts à l'âge de 19 ans.

Mariée à 22 ans.

Deux grossesses avec accouchements normaux de deux enfants bien portants.

Actuellement, état général excellent.

Localement, elle se plaint encore de temps en temps de douleurs au niveau de la paume de la main. A 26 ans, il a été nécessaire, à deux reprises, de faire un curettage au niveau de la partie supérieure de la cicatrice.

Observation IX (résumée).

Mercier.

Lupus. Cinq grossesses.

Femme de 25 ans.

Pas d'antécédents héréditaires bacillaires.

Mariée deux fois; ses deux maris paraissent être morts de la poitrine.

Début de lupus avant son premier mariage.

A cette époque, bonne santé générale.

Depuis, elle a eu cinq enfants.

Deux de ses enfants sont morts de méningite.

Après ces cinq grossesses, l'étendue du lupus, dont les bords présentent encore nettement des tubercules lupiques en voie d'évolution, n'a pas augmenté et présente les mêmes dimensions qu'il avait lorsque la malade fut soignée, étant jeune fille, à l'hôpital Saint-Louis.

A son arrivée à l'hôpital, elle présente une douleur assez vive dans la fosse iliaque droite, au niveau de l'extrémité inférieure du cœcum, où l'on sent des froissements péritonéaux.

L'auscultation de la poitrine montre au sommet droit des signes de tuberculose pulmonaire.

Observation X (personnelle).

Pleuro-péritonite. Guérison. Mariage. Grossesse. Pas de récidive.

Jeune femme de 22 ans.

Pas d'antécédents bacillaires héréditaires.

Soignée par le docteur Lasalle (de Lormont) pour une péritonite à forme ascitique, elle a déjà subi la laparotomie. L'ascite ne s'est pas reproduite, mais elle fait de temps en temps des poussées de pleurésie.

Au moment où je l'ai vue, il y a quatre ans, toux fréquente, avec quelquefois vomissements après la toux. Etat général mauvais.

Actuellement guérison absolue.

Mariée depuis un an. Grossesse de trois mois.

Etat général assez bon.

Il est bien évident que, dans cette série d'observations, la grossesse ne paraît avoir eu sur ces malades qu'une influence tout à fait douteuse. Leloir, dans son *Etiologie et pathogénie du lupus,* admet l'influence aggravante de la grossesse sur le lupus, lorsqu'il dit : « Enfin, parfois, c'est à la suite d'un état pathologique antérieur, rougeole, fièvre typhoïde, rhumatisme articulaire aigu, grossesse, que l'on voit apparaître la scrofulo-tuberculose tégumentaire ».

Cependant, dans nos deux cas, il est bien évident que l'action des dites grossesses fut à peu près nulle sur l'évolution de la maladie, puisque l'une des malades a pu mener à bien cinq grossesses sans altération de l'état général, et que l'autre (obs. de Mercier) a eu aussi cinq grossesses pendant lesquelles ses deux maris sont morts de tuberculose pulmonaire.

Quant aux cas de tuberculose ganglionnaire, ostéo-articulaire ou du tissu cellulaire sous-cutané, outre que dans nos observations ces lésions ne paraissent pas s'être ressenties d'une façon appréciable de la grossesse, ce n'est un secret pour personne qu'il s'agit là de manifestations souvent bénignes de la tuberculose et que, sans avoir d'observations très précises à cet égard, chaque médecin a pu voir très fréquemment des familles où des enfants nombreux avaient pour mère des femmes qui, pour présenter un état général excellent, n'en avaient pas moins été soignées par le passé pour des tuberculoses locales.

Cependant, ce n'est pas seulement la tuberculose pulmonaire avérée qui est défavorablement influencée par la grossesse ou l'accouchement. Nous pouvons voir, d'après certaines observations, que la manifestation la plus bénigne de la tuberculose sur l'appareil respiratoire, à savoir la pleurésie séro-fibrineuse, est une raison suffisante de faire redouter la grossesse ou l'accouchement chez la malade qui en a été atteinte. En voici deux exemples :

Observation XI (résumée).

Bahuand, 1863.

Pleurésie existant avant la grossesse. Tuberculose pulmonaire se déclarant au cours de celle-ci.

Aucun antécédent héréditaire ni personnel.

Sept frères et sœurs très bien portants.

Quatre accouchements successifs.

Après le troisième, la malade est atteinte de pleurésie droite qui laisse une légère gêne respiratoire, mais qui guérit très bien.

Deux mois après la guérison, quatrième grossesse

La gêne respiratoire augmente.

Apparition des phénomènes généraux : sueurs nocturnes, amaigrissement progressif.

Six semaines avant l'accouchement, hémoptysie qui se répète dans le dernier mois de la grossesse.

Accouchement à terme naturel.

Trois mois après, les forces de la malade étaient remontées.

Il semble bien, dans cette observation, qu'une manifestation bénigne de la tuberculose pulmonaire s'est trouvée subitement aggravée du fait de l'entrée en scène de la grossesse ; que, d'autre part, les accidents graves observés ont rétrocédé lorsque les fatigues imposées par elle à la malade ont cessé. Et ici la chose n'a rien d'étonnant : la malade n'ayant pas d'antécédents héréditaires et ayant par le passé joui d'une santé excellente.

Cependant dans certains cas la bénignité de la lésion préexistante à la grossesse, l'absence d'antécédents héréditaires ou personnels, un bon état général antérieur ne sont pas une raison suffisante pour affirmer la possibilité de la grossesse sans dangers pour la malade.

Observation XII (résumée).

Gaulard.

Pleurésie avant la grossesse. Tuberculose pulmonaire au cours de celle-ci.

Sage-femme. Robuste.

Pas d'antécédents personnels ou héréditaires.

Pleurésie avant le mariage, d'ailleurs complètement guérie. Au moment de la grossesse, il ne subsistait aucun signe de pleurésie chronique ou de tuberculose pulmonaire.

Dès le début de la grossesse, elle commence à tousser et la maladie fait des progrès rapides.

Au moment de l'accouchement, qui fut normal et facile, on constatait dans les deux poumons la présence de cavernes. La malade mourut peu de temps après la délivrance. Son enfant ne put être élevé.

A plus forte raison les manifestations, même bénignes, de la tuberculose pulmonaire au premier degré, ces lésions torpides qui sommeillent si longtemps chez certains sujets sont susceptibles de se réveiller et de déterminer des accidents graves à l'occasion de la grossesse. En voici un exemple frappant dans une observation publiée par le Dr Martel, de Saint-Malo.

Observation XIII (résumée).

Martel, *Gazette des hôpitaux*, 16 janvier 1886.

Jeune fille. Bonne constitution.

Très bien portante jusque là.

A la fin de l'hiver, bronchite subaiguë, considérée par tous comme un rhume.

Mais à l'examen des sommets signes nets de bacillose pulmonaire au premier degré.

Les petites poussées se répètent de temps en temps avec cependant un état général très bon.

A ce moment la famille veut marier la jeune fille qui, malgré l'interdiction portée par le médecin, passe outre.

Au retour d'un voyage de noces fatigant, nouvelle poussée subaiguë. Pendant son évolution apparaissent les vomissements de la grossesse que la malade ne mena pas au delà du soixante-quinzième jour après l'imprégnation.

Elle mourut avec des phénomènes de tuberculose pulmonaire à marche rapide terminés par l'apparition d'un pneumo-thorax.

Cette jeune fille, appartenant à une famille aisée, fut soignée pendant tout le temps de sa maladie par un médecin dont les soins furent d'ailleurs complètement impuissants à enrayer la marche de l'affection.

A côté de cette observation mérite d'être placée celle de Stoltz où un cas de tuberculose à marche torpide et d'ailleurs peu avancée, fut aggravé subitement par la grossesse et se termina par une broncho-pneumonie bacillaire à marche aiguë.

A rapprocher encore les observations suivantes :

Observation XIV (résumée).

In Proust.

F..., 34 ans, secondipare.

Antécédents héréditaires bacillaires peu nets.

Successivement frappée par presque toutes maladies infectieuses, elle a subi la variole, la rougeole, la grippe, le choléra.

De plus, elle vit dans de très mauvaises conditions d'hygiène.

Cinq ans avant sa grossesse, elle a été soignée pour une bronchite, que le médecin prétendit tuberculeuse. Les crachats étaient purulents et contenaiant même des filets de sang. Depuis cette époque, l'état général ne s'est pas altéré mais la malade continue à tousser d'une façon fréquente. Chaque hiver elle prend de l'huile de foie de morue.

Elle évite les refroidissements. Cependant à chaque instant elle est exposée à une rechute.

Une première grossesse, après avoir légèrement fatigué la malade, se termina par un accouchement à terme. L'allaitement par le lait stérilisé fut institué, évitant ainsi à la mère des fatigues que son état ne lui aurait pas permis de supporter.

Depuis, bon état général.

Dès le début de la deuxième grossesse sa santé générale s'altère et bientôt son amaigrissement est très accentué.

Après l'accouchement, la malade est très fatiguée. Elle présente aux deux sommets des lésions de début du deuxième degré.

Parfois la grossesse, chaque fois qu'elle se renouvelle, marque une nouvelle période dans l'évolution de la maladie. Voici une observation (de Lalesque, d'Arcachon) où, chez une malade dans la famille de laquelle il y a eu un cas de tuberculose, une chlorose rebelle est transformée en tuberculose au premier degré par une première grossesse, celle-ci en tuberculose aiguë par une deuxième, la malade vivant cependant dans un milieu aisé et bénéficiant de bons soins.

Observation XV (inédite).

Lalesque.

Chlorose rebelle. Mariage et grossesse. Tuberculose au premier degré. Nouvelle grossesse. Mort.

Jeune fille de 20 ans.

Un frère mort tuberculeux.

Réglée tardivement (18 ans), est atteinte depuis l'âge de 15 ans d'une chlorose rebelle à tout traitement pharmaceutique ou climatique.

Mariée à 20 ans, première grossesse, accouchement à terme d'un enfant bien portant encore vivant (12 ans).

Peu de temps après, début d'une tuberculose pulmonaire à évolution lente.

Deux ans après, nouvelle grossesse au cours de laquelle la tuberculose s'aggrave prenant la forme galopante. Accouchement à terme d'un enfant très petit, chétif, envere vivant à l'heure actuelle (10 ans).

Mère morte trois semaines après l'accouchement.

Milieu aisé.

Cette allure aiguë que prend la tuberculose pulmonaire au premier degré chez les malades qui deviennent enceintes est un fait frappant et les exemples en abondent. En voici plusieurs observations.

Observation XVI (résumée).

Rebière.

Tuberculose au premier degré. Grossesse. Mort.

Femme de 24 ans, couturière.

Antécédents héréditaires : mère et père morts de tuberculose.

A perdu un enfant de méningite bacillaire.

N'a jamais été malade.

C'est environ trois mois avant le début de sa grossesse qu'elle commence à être malade.

Six mois après, on constate des signes nets de tuberculose au premier degré se manifestant par de la submatité et des craquements très discrets dans la fosse sus-épineuse droite que la radioscopie montre légèrement obscure.

Au bout de trois mois, voici ce que l'on constate : obscurité et rudesse des deux côtés, râles sous-crépitants nombreux, dans les deux sommets. En somme début de ramollissement.

Accouchement à 7 mois. Enfant de 1.700 grammes.

Suites de couches : Hémoptysies le dixième jour. Le douzième, l'état général devient très mauvais. Vingt jour après, la malade meurt de toxémie bacillaire.

Observation XVII (résumée).

Rebière.

Tuberculose pulmonaire au premier degré. Grossesse. Mort.

Femme jeune.

Pas d'antécédents héréditaires bacillaires.

Elle a eu une bronchite aiguë il y a deux ans.

A son arrivée à l'hôpital, elle est enceinte de sept mois et toussant depuis quelque temps avant sa grossesse, elle se sent plus fatiguée depuis quatre mois. A l'examen, on constate sous la clavicule gauche de la submatité très nette et des râles humides quand on a fait tousser la malade. Pas d'hémoptysie franche, mais quelques filets de sang dans les crachats.

Accouchement un peu avant le terme.

Délivrance normale.

Enfant bien portant.

Etat de la mère de plus en plus grave.

Elle quitte l'hôpital environ un mois après son accouchement dans un état désespéré. On constate alors une infiltration massive de tout le côté gauche et à droite sous la clavicule, des craquements secs montrant que le sommet droit est pris.

Chez les malades qui sont prises par la grossesse au cours de la première période de la tuberculose, en général, ce que l'on constate, c'est l'envahissement progressif du sommet opposé s'il était sain auparavant, ce sont des signes de ramollissement pulmonaire de plus en plus accentués, c'est l'apparition de la fièvre, des sueurs, etc. Quelquefois l'hémoptysie entre en scène dès cette époque, mais en général elle se montre d'une façon bien plus fréquente au moment du travail; les observations que nous avons lues à cet égard dans les auteurs (Gilbert, Mercier, Proust, Rebière), nous ont montré l'hémoptysie apparaissant chez ces malades, sur 23 observations 3 fois seulement pendant la grossesse, presque chez toutes au contraire (16) l'état général et local s'était progressivement aggravé.

Lorsque la grossesse survient chez des malades arrivées à la deuxième période l'aggravation est encore plus rapide.

Observation XVIII (inédite).

Lalesque.

Tuberculose hémoptoïque à la deuxième période. Mariage. Grossesse. Mort.

Jeune fille américaine, 24 ans.

Père, mère et sœur morts de tuberculose.

Santé personnelle bonne jusqu'en 1898, époque du début de la maladie.

Tuberculose à forme hémoptoïque, sans tendance marquée à la guérison.

De 1898 à 1906, la malade se soigne par longues périodes, tantôt à Davos, tantôt à Madère, Cannes, Pau, Arcachon. Dès qu'une amélioration est obtenue, reprise de la vie mondaine en Italie, en Amérique ou en France.

En juin 1906, alors qu'une évolution marquée vers la guérison se produisait, elle se maria à New-York, malgré les conseils de ses médecins et les supplications de sa famille.

Grossesse immédiate, avec accouchement prématuré à sept mois, d'un enfant mort-né.

Morte trois mois après par toxémie bacillaire.

Milieu très fortuné.

Observation XIX (personnelle).

Femme de 26 ans.

Antécédents personnels bacillaires.

Gommes du cou cicatrisées.

Mariée depuis deux ans.

Tousse depuis l'hiver précédent.

Quand elle entre dans le service de M. le professeur Picot (1906), elle présente des signes de tuberculose pulmonaire au deuxième degré d'un sommet. Infiltration du sommet opposé,

Bacilles dans les crachats.

Elle dit n'avoir pas eu ses règles depuis trois mois et avoir des vomissements fréquents, mais qui existaient, avec la toux, avant la disparition des règles.

En l'examinant, on constate une augmentation de volume des seins, avec sécrétion de collostrum, l'utérus atteint la symphyse. Grossesse de trois mois probablement.

Dès son entrée dans le service, état général de plus en plus grave. Morte de septicémie bacillaire un mois après son arrivée.

A plus forte raison les tuberculoses cavitaires sont-elles incapables, en règle générale, de permettre à la malade de vivre jusqu'à la fin de la grossesse.

En voici une observation.

Observation XX (inédite).

Lalesque.

Jeune fille de 22 ans.

Père mort tuberculeux.

Grande, maigre, très blonde, très pâle, a longtemps porté, dans son adolescence, des engorgements ganglionnaires cervicaux volumineux ayant nécessité plusieurs cures chlorurées sodiques. Tardivement réglée, à 18 ans.

Début de l'affection pulmonaire en 1901.

En avril 1903, la malade porte une caverne de dimensions moyennes sous la clavicule droite avec ramollissement atteignant les limites de toute la fosse sus-épineuse gauche. Expectoration purulente abondante en bacilles, symptômes généraux de la cachexie.

En juin de la même année, se marie malgré tous les conseils médicaux, conseils auxquels la famille reste non moins sourde.

Huit mois après, morte en état de grossesse.

Milieu fortuné.

Quelquefois une méningite aiguë vient terminer la scène ainsi que Chambrelent en a signalé trois observations.

Observation XXI

Chambrelent

20 ans, 6e mois de grossesse.

Pas d'antécédents bacillaires.

Malade depuis 11 à 12 jours.

Fœtus vivant jusqu'au 3e jour avant la mort.

Nécropsie : Poumons farcis du haut en bas de granulations bacillaires.

Râte bourrée de tubercules.

Le chiasma des nerfs optiques, l'espace perforé antérieur et l'espace perforé postérieur sont englobés dans un magma puriforme de coloration jaune verdâtre.

Granulations nombreuses le long des sylviennes· Hydropisie des ventricules latéraux.

Observation XXII

Chambrelent

F... de 18 ans.

Pas d'antécédents personnels.

Pas d'antécédents tuberculeux héréditaires.

Enceinte de 3 mois pour la première fois.

Morte de méningite.

Méningite de la base au niveau du chiasma et des tubercules quadrijumeaux.

Granulations le long de la sylvienne.

Observation XXIII

Chambrelent

7e mois de la grossesse.

Tuberculose des sommets.

Morte de méningite.

Lésions classiques de cette affection.

C'est surtout à la période des cavernes pulmonaires que l'hémoptysie se voit au cours de la grossesse et en dehors de tout phénomène de travail. Ici cette hémoptysie n'a rien de particulier. Dans une observation de Huguier où la malade succomba au huitième mois à une hémoptysie foudroyante, l'opération césarienne put être faite cinq minutes après la mort. Elle permit d'ailleurs d'extraire un enfant en état de mort apparente, mais qui fut ranimé par les moyens habituels. L'enfant, au dixième jour après sa naissance, était en bonne santé. La plupart des observations où il y eut hémoptysie au cours de la grossesse se rapportent à des cas semblables.

Observation XXIV (résumée).

Budin, *Progrès médical*, 1876.

Hémorrhagie pulmonaire chez une femme arrivée au terme de la grossesse. Mort. Opération césarienne.

Femme au terme de la grossesse.

Pas très notablement atteinte par sa tuberculose au point de vue de l'état général.

Brusquement, le soir, hémoptysie.

Transportée en toute hâte à la Maternité, elle y fut reprise d'accidents hémoptoïques et vers la fin de la journée elle mourait sans que rien ait pu les arrêter.

Le chirurgien appelé arriva dix minutes plus tard et un enfant vivant fut extrait par l'opération césarienne. Il mourait le lendemain au milieu d'accidents convulsifs.

L'autopsie de la mère montra deux cavernes des sommets.

Observation XXV (résumée).

Lefour et Gilbert, *Gaz. hebd. des sciences médicales de Bordeaux*, 7 février 1898.

Femme de 30 ans.

Frère bacillaire.

Tuberculose coxo-fémorale dans le jeune âge. Bronchite contractée en 1895, c'est-à-dire il y a trois ans.

Entre à la Maternité enceinte de huit mois. L'examen des poumons montre : matité des deux sommets, souffle amphorique, gargouillement, pectoriloquie aphone, surtout à gauche.

Un soir, hémoptysie foudroyante. Mort en cinq minutes.

Application du forceps. L'enfant est ramené mort.

L'autopsie a montré la présence, au sommet gauche, d'une caverne de la dimension du poing.

Dans une observation de Guéniot, parue dans la *Gazette des hôpitaux,* le 20 décembre 1860, un cas de tuberculose laryngée se termina par œdème de la glotte et l'enfant extrait par l'opération césarienne succomba au muguet quelques jours plus tard.

Dans ces cas, d'ailleurs, l'opération césarienne ou l'accouchement artificiel par les voies naturelles donne de très mauvais résultats et sur les quatre cas que nous venons de citer, trois des enfants sont morts (obs. de Guéniot, de Lefour et de Budin). Nous ignorons ce qu'est devenu le quatrième (obs. de Huguier) qui n'a pas été suivi après le dixième jour.

L'hémoptysie est d'ailleurs à peu près la seule chose qui empêche les tuberculeuses de mourir accouchées, et c'est à sa seule occasion que l'on aura à pratiquer l'accouchement artificiel ou l'opération césarienne. C'est ce qui fait que Gilbert énonce la loi suivante qui souffre, dit-il, peu d'exceptions : « *Les femmes enceintes atteintes de tuberculose pulmonaire meurent toujours accouchées* ». Si la gravité de leur maladie ne leur permet pas de vivre neuf mois, elles avortent ou accouchent prématurément, évacuant le produit de la conception avant de mourir.

Il semble bien que la lecture de toutes les observations que nous avons rapportées devrait forcer la conviction de tous. Cependant certains faits paraissent si peu obéir à la loi commune, que l'on comprend que certains puissent encore hésiter.

Evidemment, les cas existent où les tuberculeuses supportent presque gaiement le fardeau de la grossesse. En voici des observations.

Observation XXVI (personnelle).

Femme de 43 ans.

Père mort de tuberculose pulmonaire.

A eu, à 19 ans, une pleurésie qu'on n'a pas ponctionnée.

A 22 ans, une hémoptysie.

Mariée à 24 ans, elle a tous les hivers des bronchites à répétition.

Un premier enfant, un an après son mariage. Mort de méningite tuberculeuse.

Une deuxième grossesse terminée par une fausse couche à deux mois.

Une hémoptysie à 27 ans.

Une troisième grossesse s'est terminée par l'accouchement d'un enfant vivant et actuellement bien portant.

Toujours susceptible du côté de l'appareil pulmonaire.

Mais état général bon.

Observation XXVII

Lebert *in* Gaulard.

Femme devenue tuberculeuse pendant sa quatrième grossesse.

Depuis, hémoptysies fréquentes.

Cependant état général bon.

Depuis le début de la maladie, un enfant bien portant.

Ce n'est que sept ans après le début de la maladie que l'état général s'est aggravé.

Observation XXVIII (résumée).

Cornil et Hérard.

Femme à hérédité tuberculeuse manifeste.

Premiers symptômes en mai.

Enceinte en juin.

Entrée à l'hôpital en novembre avec sueurs, inappétence, fièvre le soir.

Au neuvième mois de sa grossesse, l'état général s'est considérablement amélioré.

Presque plus de toux. Expectoration nulle.

Etat local amélioré, râles moins nombreux et moins prononcés.

Observation XXIX

Tapret *in* Mercier.

Femme de 28 ans.

A deux enfants; un de 7 ans, un de 3 ans.

A eu une bronche-pneumonie suivie d'hémoptysies.

Huit mois après, elle présente des signes de tuberculose manifeste. Bacilles dans l'expectoration qui est très abondante. Etat général mauvais.

Traitement énergique. La malade est en bonne voie de guérison malgré qu'elle soit enceinte.

Encore une fois, on ne peut nier ces cas, mais nous croyons que personne, à l'heure actuelle, ne peut prétendre, en s'appuyant sur eux, que la grossesse et l'accouchement sont sans danger pour une femme tuberculeuse.

Ils doivent être considérés comme des exceptions très rares, et il faut absolument les négliger dans la pratique. L'aggravation est une règle trop constante pour que le médecin puisse voir d'un cœur léger les premiers symptômes de la grossesse chez sa malade.

CHAPITRE II

ACTION DE L'ALLAITEMENT SUR LA TUBERCULOSE MATERNELLE

A. **Historique.**

Lorsque l'on étudie la question des rapports du mariage avec la tuberculose, on voit tout d'abord que, dans tous les auteurs, le point qui fut le plus négligé fut celui des désordres que l'allaitement peut occasionner chez la femme.

C'est un vieux dicton parmi la classe populaire que nourrir son enfant fait du bien.

Et si à l'heure actuelle l'allaitement maternel a tant été relégué au second plan, ce n'est pas que jamais on ait pensé qu'il pouvait affaiblir, qu'il pouvait être cause de déchéance organique; c'est trop souvent à raison des entraves qu'il crée aux conditions souvent trop futiles de la vie sociale actuelle.

Et cependant, ainsi que nous allons le voir, ne nourrit pas son enfant qui veut. Les raisons sont diverses qui sont susceptibles d'empêcher la mère de donner à son enfant la première chose qui lui soit due : le lait. Il en est une qui prime toutes les autres : c'est son état de santé personnel, car l'allaitement, nous le verrons, exige une dépense de forces.

La femme doit-elle nourrir ? Pour donner il faut recevoir, pour pourvoir à deux existences, il faut que la nôtre au moins soit assurée d'une façon solide. Chacun aujourd'hui serait de cet avis, même avant d'avoir consulté les observations et les documents qui ont pu être recueillis sur la question.

Les auteurs ne pensèrent pas toujours ainsi, car si nous lisons

Morton, nous voyons qu'il écrit que pour la mère même malade, même tuberculeuse, l'allaitement est une bonne chose.

Par la suite, heureusement, ils furent rares ceux qui soutinrent cette idée.

Depuis Dubreuilh (de Bordeaux) (Mémoire à l'Académie de médecine), tous les auteurs sont d'accord. L'allaitement peut créer la tuberculose. Il est capable de l'aggraver.

Rayer qui, dans son étude comparative sur la phtisie pulmonaire de l'homme et des animaux, dit avoir vu des nourrices devenir phtisiques quand elles nourrissaient deux enfants à la fois ou bien lorsque l'allaitement était prolongé au delà des limites ordinaires; Delafond, qui est du même avis; Bouchardat, qui soutient que les vaches laitières à qui on fait produire 18 à 20 litres de lait après entraînement au lieu de 9, chiffre normal, finissent toutes tuberculeuses malgré la suralimentation et la stabulation bien faites; Peter, qui, dans ses magistrales leçons cliniques pense que, quels que soient la suralimentation et le repos, il est impossible qu'un organisme débile tienne au travail d'assimilation et sécrétion qu'on lui impose; Marcou, qui a vu des femmes déjà tuberculeuses résister à plusieurs grossesses quand elles ne nourrissaient pas; Hérard, qui, pour avoir vu quelques cas de guérison de la tuberculose pendant l'allaitement, a surtout vu des cas d'aggravation; Jaccoud, *Tr. de pathol.;* Lorrain, *Tr. de méd. et de chir. prat.* (art. *Allaitement*); Eloy, Roché, Bernheim (*Gaz. de gynécol., d'obst. et de pæd. de Bordeaux*); Calmettes, Congrès de médecine, 1907, p. 194; Grancher et Barbier, *Tr. de méd. et de thér.*, VII, p. 607); Tarner et Budin, Ribemont-Dessaigne et Lepage, tous sont du même avis.

Toutefois, Budin et Demeulin apportent un certain tempérament à cette doctrine. Ils pensent qu'il est possible de faire nourrir l'enfant d'une tuberculeuse par sa mère parce que, lorsque celle-ci est tuberculeuse au premier degré seulement, les risques qu'elle court en allaitant sont moins grands que ceux que l'allaitement artificiel fait courir à l'enfant.

B. Pathogénie des accidents au cours de l'allaitement.

A l'heure actuelle, il paraît bien établi que l'allaitement chez une femme est susceptible d'aggraver une tuberculose existante, et que même parfois, chez une femme jusque là bien portante, les premiers accidents de la maladie éclatent en même temps que l'allaitement se fait ou se prolonge au delà des limites normales.

Dès maintenant, et sans nous étendre à ce sujet, nous dirons, d'accord en cela avec tout le monde à l'heure actuelle, que si l'allaitement paraît avoir été la cause de l'apparition de la tuberculose dans bien des cas, il ne fut jamais une cause efficiente, mais simplement une cause favorisante de premier ordre. Depuis les cliniques de Peter, la science a marché et personne ne songerait plus à dire aujourd'hui que la tuberculose des nourrices est due à un processus dégénératif causé par la déchéance de l'organisme à la suite d'une dépense de forces ou de matériaux.

Cette dépense existe. Elle affaiblit l'organisme, mais elle ne fait ainsi que favoriser l'implantation du bacille. Et ceci dit, sans que nous insistions, comment l'allaitement entraîne-t-il une telle fatigue?

Si nous évaluons à un litre par jour en moyenne pendant un an la quantité de lait absorbée par un enfant, nous voyons qu'en se rapportant aux analyses qui sont ordinairement acceptées pour la composition du lait de femme, celle-ci perd tous les jours :

Graisse	36 grammes.
Sucre de lait	74 —

Réduite en carbone et en azote, cette déperdition équivaut à 80 grammes de carbone et 6 à 7 grammes d'azote, soit un tiers de dose nécessaire à la nutrition.

Comment ne pas admettre que la tuberculeuse, qui a besoin d'une ration d'entretien supérieure à ses dépenses, sera très touchée par cette déperdition quotidienne? C'est alors qu'il lui faudrait une puissance d'assimilation peu commune, un estomac et un intestin d'une solidité à toute épreuve.

Le bilan à solder par la mère est donc énorme quand il s'agit d'allaiter son enfant alors qu'elle le fait normalement. Il l'est bien davantage quand l'allaitement est prolongé outre mesure, l'assimilation perpétuelle de matériaux suffisant à fatiguer l'organisme comme l'a dit Peter.

Il l'est bien davantage quand l'enfant n'est pas réglé, lorsque la mère inquiète au moindre cri cherche à supprimer ses larmes par de nouvelles tetées qui font à tout moment sécréter par la glande, une quantité de lait énorme, qui ruine la mère et ne profite pas à l'enfant.

Il suffit de voir les différences qui peuvent exister dans la quantité de lait sécrété lorsque l'on insiste pour faire travailler la mamelle, pour voir combien l'allaitement de deux enfants ou simplement l'allaitement non surveillé d'un enfant peuvent déterminer une hypersécrétion abondante.

Budin et Demelin disent à ce sujet : « La fréquence des suc-
» cions est une des causes qui agissent le plus puissamment
» pour déterminer et accroître la production du lait. Dans notre
» service se trouvaient 40 enfants pour lesquels nous n'avions à
» notre service que sept nourrices. Il s'agissait, il est vrai,
» de prématurés; mais si l'on ajoute à cela que ces femmes allai-
» taient leur propre bébé, elles soignaient 54 enfants et leur
» fournissaient du lait ».

Ces nourrices donnèrent :

le 1er octobre	11.605 grammes de lait	soit 1.657	grammes chacune.
le 29 novembre . . .	15.620 » »	2.230	»

» Ces femmes étaient donc arrivées à fournir 2.230 grammes
» de lait chacune et cette moyenne porte sur un nombre respec-
» table de personnes, puisqu'elles étaient sept; l'une d'elles a
» donné jusqu'à 2.840 grammes de lait dans les vingt-qua-
» tre heures.

» Une épidémie survint alors; les bébés des nourrices furent
» atteints de bronchite; malgré les précautions qui furent pri-

» ses, le service des débiles fut envahi : un grand nombre d'en-
» fants succombèrent et nous n'en reçûmes plus.

» On vit alors la quantité de lait fournie par nos femmes
» diminuer. Le 10 décembre, elle n'était plus que de **11.840** gram-
» mes pour les sept nourrices soit 1.690 grammes par nourrice.

» Le 14 janvier, les sept nourrices ne donnent plus que
» 10.020 grammes de lait, c'est-à-dire en moyenne 1.430 gram-
» mes par femme. Entre le 29 novembre (chiffre maximum) et
» le 14 janvier (chiffre minimum), la production avait baissé de
» plus d'un tiers.

» Le service fut rouvert le 1er février 1896 ; de nouveaux
» enfants furent reçus et une quantité de lait plus considérable
» fut nécessaire ; les femmes le fournirent. Le 24 février, elles
» donnaient 11.285 grammes, soit 1.162 grammes par per-
» sonne.

» Ainsi donc, au fur et à mesure que ces nourrices donnaient
» à teter aux enfants, la quantité de lait s'accroissait, la produc-
» tion finissait par devenir considérable.

» Il reste en général dans les mamelles beaucoup de lobules
» inactifs (Keiffer). Si plusieurs enfants sont mis au sein, les
» mouvements de succion se renouvellent, les lobules entrent
» en fonction, de là sécrétion si abondante.

. . . .

» Et les femmes qui sont capables de fournir de telles quanti-
» tés de lait sont susceptibles de le faire pendant longtemps.
» L'une d'elles, par exemple, donnait encore, cinquante-huit
» semaines après son accouchement, 1.690 grammes par jour.
» Une autre, alors que son enfant avait 14 mois, donnait
» 1.880 grammes par jour.

» Le lait de ces nourrices, malgré son abondance, avait une
» constitution normale. Les analyses faites par M. Michel ont
» montré qu'il renfermait en moyenne par litre 35 grammes de
» beurre ».

Ces énormes sécrétions lactées doivent fatalement créer, s'il ne s'agit d'un terrain extrêmement résistant, un *locus minoris resistentiæ* très marqué.

C'est ainsi que dans le chiffre maximum donné par Budin (2.230 grammes par jour), la nourrice donnait par jour :

Caséine	66 gr. 90
Beurre	89 gr. 20
Sucre	11 gr. 15
Sels	11 gr. 035

Réduit en carbone et azote, nous voyons que la dépense est de :

Carbone	178 gr. 40
Azote	13 gr. 38

Comment un pareil effort ne serait-il pas une cause adjuvante de premier ordre dans la tuberculisation d'une femme?

Chez la femme déjà tuberculeuse au moment de l'allaitement, la sécrétion lactée elle-même supporte les conséquences de la maladie. Assez bon si la maladie est encore à son début, le lait diminue rapidement de qualité à mesure que la maladie évolue, et dans ses dernières périodes il est bien rare de rencontrer chez les femmes une sécrétion lactée à peu près intacte.

Ainsi donc, si l'allaitement est grave chez certaines femmes qui allaitent leur enfant malgré une santé débile, il le devient beaucoup plus lorsque la femme pratique l'allaitement irrégulier, l'allaitement sans surveillance. Dans ces cas-là, l'enfant prend continuellement trop de lait, grâce à l'exagération du nombre des tetées qui activent la sécrétion de la glande. Si nous ajoutons à cela que souvent l'enfant rendu malade par l'excès de nourriture crie incessamment, tenant perpétuellement sa nourrice en éveil, nous voyons que ce n'est pas par l'incessante assimilation que la nourrice est seulement épuisée, mais aussi dans ces cas par l'effort physique qu'elle déploie souvent outre mesure, portant incessamment sur les bras un enfant rendu inquiet par les troubles qu'il présente.

Il faut dire aussi qu'à cet effort physique s'ajoute souvent la fatigue morale qu'engendrent les inquiétudes sur l'état de santé du nourrisson. Toujours en contact avec son enfant, la mère qui allaite est bien obligée, plus que celle qui s'en remet des soins de le nourrir à une remplaçante, de s'inquiéter de tous les petits incidents si fréquents dans la première année de la vie.

Est-il utile d'ajouter que tant de causes de déperdition des forces devraient au moins être compensées par une nourriture abondante, saine et reconstituante et par un repos réparateur ? Or, il faut malheureusement le constater, ce ne sont pas généralement les femmes qui pourraient ainsi pratiquer l'allaitement d'une façon normale qui le font le plus volontiers. Nombreuses sont celles, que leur situation de fortune autoriserait à ne rien craindre de l'allaitement, qui confient à des étrangères le soin d'élever leur enfant, dans la crainte de ne pouvoir, pendant un temps pourtant bien court, mener leur vie mondaine habituelle.

Aussi, c'est surtout dans la classe ouvrière que l'allaitement apparaît comme dangereux, et il suffit de lire ce qui a été écrit à ce sujet pour constater que les exemples cités sont plus nombreux chez des malades de la classe pauvre que chez des malades riches. Mais, à la vérité, la richesse ne met point complètement à l'abri de tout accident et les exemples se voient assez souvent de femmes à qui il ne manque rien qu'une santé robuste qui furent frappées d'accidents bacillaires, uniquement pour avoir allaité leur enfant.

Observation XXX

28 ans, ménagère.

Ni antécédents personnels ni héréditaires de tuberculose.

Douze frères et sœurs bien portants.

Née à la campagne, habite Paris depuis l'âge de quatorze ans.

Trois enfants.

Allaite seulement le dernier.

Peu de lait.

Début des accidents pendant les premiers mois de l'allaitement sans aucune autre cause appréciable. D'ailleurs soins immédiats, repos à la chambre.

Etat de l'enfant excellent.

Entre à l'hôpital. Signes manifestes de ramollissement des deux sommets.

La suspension de l'allaitement améliore rapidement l'état général.

Observation XXXI (résumée).

In Roche.

32 ans, ménagère.

Trois accouchements successifs.

A nourri ses deux premiers enfants; veut nourrir le troisième.

Début des accidents peu de temps après.

Dyspnée et toux, mais pas de symptômes généraux. Premier degré.

Cessation de l'allaitement.

Ainsi amélioration rapide.

Observation XXXII (résumée).

In Roche.

37 ans, couturière.

Pas d'antécédents héréditaires.

Bonne santé habituelle.

A eu et allaite six enfants bien portants tous les six.

Début des accidents cinq mois après le dernier accouchement.

A son entrée à l'hôpital, un mois après, troubles de la sonorité et du murmure aux deux sommets avec quelques râles sibilants dans toute la poitrine et en particulier aux sommets.

Suspension de l'allaitement.

Amélioration notable et rapide.

Observation XXXIII (résumée).

In Roche.

25 ans.

Travaillait dans un atelier à Paris.

Ni antécédents héréditaires, ni antécédents personnels.

Fréquents chagrins avant et pendant sa grossesse.

Début de la toux et de l'amaigrissement pendant la grossesse.

Ces signes persistent et s'accentuent pendant l'allaitement.

Entre à l'hôpital un mois et demi après son accouchement avec des signes de congestion pulmonaire qui, par la suite, se localisent manifestement au sommet, cependant que l'affection a de la tendance à passer manifestement à la chronicité.

Suspension de l'allaitement.

Amélioration.

Observation XXXIV (résumée).

In Roche.

39 ans, cuisinière.

Elevée en Bretagne. Habite Paris depuis quelques années.

Bonnes conditions hygiéniques.

Pas de travail excessif.

A eu un enfant mort à 10 mois sans qu'elle puisse préciser de quelle maladie.

Bien portante pendant la grossesse, l'accouchement et même les suites de couches, elle n'a commencé à maigrir, à tousser, à suer la nuit que pendant les derniers mois de l'allaitement; à son entrée à l'hôpital elle a eu une hémoptysie. Elle présente des signes de ramollissement au sommet gauche, des signes de caverne de petites dimensions au sommet droit.

Il est encore noté dans cette observation la persistance de la sécrétion lactée bien que tout allaitement ait pris fin à la mort de l'enfant.

Observation XXXV (résumée).

In Eloy.

Femme de 26 ans.

La profession, la situation sociale, les antécédents ne sont pas indiqués.

A eu deux enfants bien portants. Le premier ne fut pas nourri par elle; le second est nourri au sein par la mère.

A partir de l'allaitement, amaigrissement, dépérissement. Au deuxième mois de l'allaitement matité, craquements au sommet.

Observation XXXVI (résumée).

Ortega.

Femme de 33 ans, journalière.

Née à Lunel, habite Paris depuis seize ans.

Sans passé pathologique. Sans antécédents tuberculeux.

A eu trois grossesses de 25 à 30 ans.

Premier enfant allaité.

Deuxième et troisième non allaités.

Quatrième grossesse normale, rien pendant l'accouchement ni les suites de couches.

Allaitement de l'enfant jusqu'au quatorzième mois. Cette femme, devenue très malade pendant ce temps, présente alors des signes d'induration à gauche, des signes de cavernes au sommet droit. L'état général est très mauvais.

La cessation de l'allaitement n'avait quelques mois après entraîné aucune amélioration.

Observation XXXVII (résumée).

Roche.

22 ans, très bien portante, sans aucun antécédent.

Pas de misère notable.

Grossesse normale, sans incident.

Elle allaite l'enfant ; celui-ci meurt du croup à l'âge de cinq mois. Elle prend un nourrisson.

Peu de temps après tuberculose au premier degré. L'allaitement continue, la maladie évolue.

Observation XXXVIII

Peter, clinique médicale.

Femme blonde et lymphatique.

Belle santé apparente.

Situation sociale très bonne.

Pas d'antécédents personnels ou héréditaires de bacillose pulmonaire.

Deux grossesses successives avec deux allaitements bien dirigés.

Pendant le deuxième allaitement, début de la bacillose pulmonaire.

Au sixième mois on constate des craquements humides et des râles cavernuleux aux deux sommets.

Allaitement suspendu. Marche de la maladie enrayée mais au prix d'un traitement énergique, la malade passant tous ses hivers en Algérie.

Observation XXXIX (résumée).

Peter, clinique médicale.

Femme bien portante, sans antécédents.

Situation sociale excellente.

Première grossesse et allaitement, mais pendant cette période la malade continue à mener une vie mondaine extrêmement fatigante.

A la suite de cet effort, elle se tuberculise. Craquements humides aux deux sommets.

L'allaitement est supprimé, le genre de vie totalement changé. Elle s'installe à la campagne, est suralimentée, etc.

Disparition des signes généraux, fièvre, sueurs, etc.

Signes locaux très atténués.

Sept ans après, état général parfait.

La malade vient de mener à terme et sans incident une nouvelle grossesse.

L'allaitament lui est alors interdit.

Observation XL (résumée).

Ortéga

Femme de 27 ans.

La mère et un frère sont morts bacillaires.

Elle-même bien portante jusqu'à 21 ans, s'est mariée à cette époque et a eu une grossesse sans incident après laquelle elle a allaité son enfant pendant treize mois.

A cette époque, hémoptysies qui ont nécessité le sevrage.

Pendant les trois années qui suivent, la maladie continue son évolution.

La malade présente alors des signes de cavernes pulmonaires aux deux sommets.

Observation XLI

Peter, clinique médicale.

Femme de 26 ans.

Antécédents déplorables; mère morte phtisique; grand'mère maternelle, lupus scrofuleux de la paupière inférieure droite; grand'tante, ankylosée de plusieurs articulations (probablement bacillose ostéo-articulaire).

Deux grossesses normales sans incidents.

Le premier enfant est allaité treize mois.

Dès cette époque, la malade présente des accidents de tuberculose pulmonaire.

Observation XLII

Potain, clinique médicale.

Femme riche.

Hérédité tuberculeuse.

Aurait eu des accidents après un premier accouchement qui auraient fait craindre une bacillose pulmonaire. La cessation de l'allaitement à cette époque aurait fait cesser les accidents.

Deuxième grossesse. Potain déconseille l'allaitement malgré une intégrité absolue à l'auscultation de l'appareil respiratoire. Mais l'avis contraire d'un autre médecin est écouté et suivi.

Accidents pulmonaires rapides.

La malade est emportée par la maladie.

Observation XLIII (résumée).

Ortéga

Femme de 43 ans, couturière.

Père mort phtisique, bronchite suspecte ayant duré deux ans à l'âge de 18 ans.

Quatre grossesses en huit ans. Après les trois premières, allaitement de treize à quinze mois sans incident. Pendant la quatrième grossesse, privations. Après l'accouchement, allaitement, au sixième mois duquel débutent des signes locaux et généraux de tuberculose pulmonaire, mais qui est malgré tout continué jusqu'au treizième mois.

A l'examen, elle présente des signes de grosse caverne aux deux sommets.

L'état général est lamentable.

Œdème des membres inférieurs, diarrhée, fièvre.

Mort quatre jours après l'examen, quinze mois après l'accouchement.

C. Marche et évolution clinique des accidents. — Conduite à tenir.

Il est impossible de tracer un tableau des accidents observés ordinairement au cours de l'allaitement. Ils sont éminemment variables, obéissant en cela à la nature si capricieuse de la maladie dans son évolution et nul ne saurait dire, après les avoir constatés, comment ils se termineront.

Un fait capital cependant ressort de leur étude : c'est que les accidents rétrocèdent souvent ou restent à l'état stationnaire dès que l'allaitement est suspendu. Sur onze cas où cette précaution fut prise, nous voyons que, dans sept cas, la maladie a rétrocédé ; dans trois cas, l'évolution ultérieure de la maladie n'est pas notée et dans un seul cas, il n'y eut pas d'amélioration. Si nous supprimons donc les trois cas dont la fin est inconnue, nous voyons que dans sept cas sur huit, la cessation de l'allaitement a entraîné une amélioration rapide. Et cependant, on ne peut pas dire que, dans ces cas, toutes les conditions d'une hygiène absolue et tous les moyens habituels de guérison de la tuberculose se soient trouvés réunis entre les mains de ces malades.

Dans les observations XXX, XXXI, XXXII et XXXIII, où une

amélioration sensible est notée avec la suspension de l'allaitement, nous avons affaire à quatre malades de situation sociale précaire : deux étaient ménagères, une couturière, une travaillait dans un atelier. Toutes quatre furent traitées à l'hôpital où les tuberculeux sont, nous le savons, dans un mauvais milieu pour arriver à la guérison de leurs lésions. Elles avaient toutes des lésions nettes du premier degré, une même en était à la période de ramollissement. Une fois (obs. XXXIX), la malade présentant un tempérament lymphatique, et par conséquent prédisposé à la bacillose, était déjà arrivée au début de la troisième période, puisqu'elle présentait des craquements humides et même des râles cavernuleux. Et cependant, la cessation de l'allaitement entraîna une amélioration considérable, favorisée, il est vrai, par un traitement énergique, une fortune qui permettait d'utiliser tous les moyens de guérison. Il en fut de même chez la malade de Peter (obs. XL), chez laquelle la guérison fut complète, se maintint sept ans et permit une nouvelle grossesse sans incidents. Le seul cas où la maladie ait continué à évoluer malgré cette précaution se rapporte à une femme pauvre, exerçant une profession pénible, ayant eu quatre grossesses en cinq ans, ayant allaité trois fois et présentant, lorsqu'elle cessa l'allaitement, des signes d'induration à gauche et de caverne à droite. On ne niera donc pas que cette femme se soit trouvée dans des conditions très défavorables pour guérir.

C'est là, il est peut-être vrai, une série heureuse. Elle montre en tous cas que les accidents que l'on observe au cours de l'allaitement sont particulièrement susceptibles de rétrocéder sous l'influence de l'arrêt de la lactation. Ils rétrocèderont, et c'est là, nous le croyons, une cause de la fréquence des guérisons dans ces observations, lorsque, comme chez cinq de ces malades, on ne note ni antécédents héréditaires ni antécédents personnels — et que la tuberculose apparaîtra chez ces malades comme quelque chose de purement accidentel dans un organisme momentanément affaibli, mais susceptible de reprendre, avec la cessation de la cause d'affaiblissement, sa première vigueur.

Et il suffit de suivre les observations où la tuberculose a continué son œuvre pour voir qu'il s'agissait de terrains préparés par l'hérédité ou par une longue suite de misères physiologiques. Ainsi en est-il pour la malade de l'observation XLII, issue d'un père mort de tuberculose pulmonaire. Elle a déjà eu maille à partir avec la diathèse, et exerçant une profession pénible, elle a à supporter successivement quatre grossesses dont l'influence ne peut que lui être néfaste. Enfin, elle nourrit le dernier enfant. Alors, comme on pouvait le prévoir, éclate une tuberculose rapide, et à la cessation de l'allaitement, elle présente des signes de cachexie tuberculeuse. Comment aurait-on pu espérer quelque chose dans de telles conditions ?

Pour en arriver au point capital, quelle est la conduite à tenir pour le médecin :

1° Quand il se trouve en présence d'une femme tuberculeuse qui veut entreprendre un allaitement ;

2° Quand il se trouve en présence d'accidents bacillaires occasionnés par l'allaitement ?

Dès maintenant, il faut poser en principe : la tuberculose est si manifestement influencée défavorablement par l'allaitement qu'il est de toute nécessité d'interdire à une tuberculeuse d'essayer de nourrir son enfant, à une femme qui se tuberculise pendant l'allaitement, de sevrer.

Dans l'un comme l'autre cas, il ne faut pas considérer seulement l'intérêt de la mère mais aussi celui de l'enfant qui court toujours des risques sérieux. Il les court : 1° parce que la nourriture qu'il va recevoir est une nourriture la plupart du temps insuffisante ; 2° parce qu'il est exposé, près de sa mère, à la contamination tuberculeuse, non que le lait de la mère contienne des bacilles, mais parce qu'il est exposé à tout instant au mode d'inoculation par les voies respiratoires dans lesquelles pénètrent à tous instants les particules bacillifères. C'est là le mode de contamination habituel du nourrisson, mode d'inoculation donnant d'ailleurs lieu chez lui à ces tuberculoses subaiguës ou aiguës à forme broncho-pneumonique. Interdisant dans ces cas-là l'allaitement, le médecin aura fait œuvre utile, car il aura soutenu la mère et préservé l'enfant.

Ainsi voilà la règle générale. Hélas! en médecine plus qu'ailleurs, les règles ne sont pas sans exceptions.

Car, si dans les tuberculoses ouvertes l'enfant risque la contagion, l'insuffisance de nourriture, si la mère est à peu près vouée à l'aggravation fatale, est-ce que dans les cas où les ressources sont insuffisantes pour confier l'enfant à une nourrice, où la tuberculose est encore fermée, c'est-à-dire non contagieuse, où l'état de la mère est encore très satisfaisant et permet de penser qu'elle résistera à une fatigue légère et qu'elle pourra donner un lait assez bon à l'enfant, est-ce que dans ces cas, disons-nous, il n'est pas permis de comparer les risques que la mère court à nourrir l'enfant pendant les premiers mois, à ceux que l'on fait courir à celui-ci en le mettant à l'allaitement artificiel si dangereux à cet âge?

Que faire? Il y a danger dans les deux cas. C'est pour cela qu'à côté de ceux qui obéissent invariablement à la règle que nous énoncions, d'autres, comme Budin, pensent qu'il serait bon de permettre à la femme d'allaiter son enfant pendant les quatre premiers mois.

Acceptée, cette proposition doit comporter la possibilité absolue pour la malade de supprimer l'allaitement au premier signe d'aggravation de son état ou de dépérissement de l'enfant. Il faudra être sûr que l'état général de la mère est excellent malgré sa lésion locale, que le lait est suffisant, et enfin qu'une surveillance étroite soit exercée sur la mère et sur son enfant. Enfin, ici plus qu'ailleurs, il faut que la mère soit bien convaincue de l'utilité de bien régler l'allaitement.

DEUXIÈME PARTIE

CONTAGION ET HÉRÉDITÉ DANS LA FAMILLE DES TUBERCULEUX

DEUXIÈME PARTIE

Contagion et hérédité dans la famille des tuberculeux

CHAPITRE PREMIER

CONTAGION ENTRE ÉPOUX

Depuis longtemps, on sait que la transmission de la tuberculose dans la famille se produit avec une extrême fréquence. Tout tuberculeux atteint de lésions ouvertes court de très grands risques de contaminer les siens. Nous allons voir par quel mécanisme il le fait.

Le mode de transmission le plus fréquent est évidemment le mode de transmission par la voie respiratoire. Le tuberculeux répand incessamment autour de lui par la parole, par la toux, une pluie de fines particules salivaires qui très souvent contiennent des bacilles en quantité considérable. Par les crachats qui risquent de souiller les objets qui l'entourent, qui se répandent sur le sol pour se réduire en poussière et être soulevés au moindre balayage, il répand autour de lui les germes qui vont inoculer les personnes susceptibles de vivre dans son entourage.

En général cette contagion se fait, comme on le sait, lorsque le contact entre le tuberculeux et les autres personnes est prolongé pendant longtemps. Plus d'ailleurs les rapports sont étroits, plus l'intimité est grande et plus il y a de chances de voir la contagion de la maladie s'effectuer.

C'est ce mode de contagion dont toutes les conditions sont réalisées par la vie en ménage avec un tuberculeux.

Il en résulte que, depuis longtemps, l'attention des médecins a été attirée sur ces cas de transmission de la maladie. Et, pour résumer ce qui en a été dit, il nous suffira de montrer que cette contagion d'époux à époux est extrêmement fréquente. Elle l'est même d'autant plus que la vie en commun est plus prolongée. Il existe des ménages où le mari, de par sa profession, est obligé de vivre dehors pendant la plus grande partie de la journée, quelquefois au grand air, comme les maçons, les charpentiers, etc. Ceux-là risquent moins. Et cependant la transmission se fait souvent même chez eux.

Grancher, rapportant les statistiques de Vallin, donne pour la proportion dans laquelle elle s'effectue, le chiffre effrayant de 42 sur 107 observations. Et ce chiffre est au-dessous de celui donné par d'autres observateurs qui accusent 38 p. 100 pour le mari et 68 p. 100 pour la femme.

Il ne faudrait pas croire, cependant, cette transmission de la tuberculose absolument fatale. Ses ravages se font moins sentir dans les familles aisées et surtout dans les familles riches que dans les familles pauvres. Grancher donne, chez elles, la proportion de 16 p. 100 dans laquelle la contagion eut lieu. Il est certain que, les conditions de la vie dans ces familles dont le logement est vaste, peut être facilement aéré, sont excellentes pour éviter la contagion si celles ci veulent bien suivre les prescriptions d'hygiène données par le médecin. En dehors de la contagion il faut voir en effet que, très souvent, lorsque le mari et la femme sont en même temps tuberculeux, c'est moins de contagion qu'il faut parler que de coïncidence de deux cas de tuberculose favorisée par toute la série de mauvaises conditions hygiéniques au milieu desquelles ils vivent.

Moins fréquente que la contagion par la voie respiratoire, la contagion par l'appareil génital au moment de l'accomplissement des fonctions sexuelles est cependant à redouter.

Comment se fait-elle?

1° Contagion par la voie génitale de l'homme à la femme.

Chez les tuberculeux, en général, et quelle que soit la localisation bacillaire, le sperme contient des bacilles et cela sans que la clinique révèle dans la glande la présence de lésions appréciables.

Voici comment s'expriment à cet égard Le Dentu et S. Bonnet dans le Traité de chirurgie clinique et opératoire, t. X, p. 950.

« Lorsqu'il existe des lésions tuberculeuses du côté des organes mâles, testicules, prostate, vésicules séminales, il n'y a pas de doute. Lorsqu'ils sont sains, la question est plus discutable. Cependant, il semble résulter d'observations certaines et d'expériences confirmatives que le sperme peut contenir des bacilles en dehors de toute lésion apparente de l'appareil mâle.

» Conheim, en 1882, posait déjà la question. Verneuil, l'année suivante, y répondait par l'affirmative, et Verchère, en 1883, appuyait cette opinion de deux observations.

» Fernet et Derville, Foa, ont observé la tuberculose primitive génitale chez des femmes de maris tuberculeux sans lésions génitales et trouvé des bacilles dans le sperme de ceux-ci.

» Curt Jani, après examen négatif du sperme de certains tuberculeux, a décelé des bacilles dans leurs testicules (six fois sur huit) ou leur prostate (quatre fois sur six) ».

Et ils citent en outre les expériences de Landouzy et Martin qui ont prouvé que le sperme apparemment sain, mais provenant de tuberculeux, était susceptible de provoquer la tuberculose chez les animaux auxquels il était inoculé.

En résumé, il semble, à l'heure actuelle, qu'un tuberculeux pulmonaire puisse infecter sa femme par le coït, mais ce mode de contagion est extrêmement rare.

Comment cette infection de l'appareil génital de la femme peut-elle se faire et quelles sont les causes qui la favorisent? Les auteurs sont d'accord pour admettre que la métrite banale préexistante, les ulcérations épithéliales du col ou de la muqueuse utérine, sont une cause adjuvante de premier ordre et nous renverrons pour plus de détails aux travaux de Cornil et Dobroklowsky et à la thèse de Mlle Gorowitz (Paris, juillet 1900).

A côté de ces faits, s'en placent d'autres tout aussi importants. Quel est l'état de la fonction spermato-génétique chez l'homme atteint de tuberculose testiculaire?

Déjà Gosselin disait, à l'article *Tuberculose du testicule* du nouveau Dictionnaire de médecine et de chirurgie pratiques, que « dans les cas de guérison durable (et l'on a cité des cas » dans lesquels cette guérison s'est maintenue depuis dix, quinze » et même dix-sept ans), l'épididyme, qui reste toujours dur et » bosselé, est oblitéré. Son canal est toujours imperméable aux » injections. Si donc la lésion est bilatérale, la stérilité en sera » la conséquence naturelle ». Et plus loin, tome XXXV, p. 310 : « De plus, la fonction de l'organe est abolie dans les cas de » guérison. L'épididyme, frappé par la tuberculose, est toujours » oblitéré ».

Sébilleau et Petit disent :

Lorsqu'un des testicules a été frappé de tuberculose et que la guérison du processus a été obtenue, qu'advient-il de l'autre testicule?

D'après eux, l'ensemble des observations consultées semble bien établir que tôt ou tard l'autre testicule est frappé comme le premier et que, dès lors, c'est la stérilité qui attend le malade. Car, en ce qui concerne la valeur fonctionnelle des testicules ainsi atteints, on peut dire qu'elle varie selon la période de l'évolution tuberculeuse. Tout au début, disent-ils, les désirs génésiques subissent une exacerbation caractéristique. Plus tard, alors que des lésions déjà volumineuses se sont développées, les spermatozoïdes, continuant à être sécrétés par les tubes séminifères, peuvent encore traverser les masses épididymaires et le sujet rester fécond. Mais bientôt, la faculté de reproduction disparaît, soit parce que le tube épididymaire s'oblitère, soit parce que le testicule lui-même, détruit en plus ou moins grande partie, ne sécrète plus d'animalcules.

Les désirs vénériens, d'ailleurs, finissent par disparaître, mais l'impuissance est loin de se montrer avec la même rapidité et la même fréquence dans la tuberculose du testicule que dans la syphilis de cet organe.

Ainsi donc, si nous résumons ce que nous venons de dire, nous voyons que l'on peut admettre que le tuberculeux, quelle que soit sa localisation pathologique, peut très exceptionnellement infecter l'appareil génital de sa femme, sans qu'aucune localisation génitale existe chez lui, par le seul fait du passage des bacilles à travers le testicule et la prostate; que lorsqu'il existe chez lui des localisations génitales, cette infection devient plus fréquente dans la première période où la fonction testiculaire existe encore et est quelquefois excitée; que, plus tard, les dangers de contamination deviennent moindres et disparaissent même complètement quelquefois à mesure que la fonction se supprime.

2° Contagion de la femme à l'homme.

Verneuil, dans un article de la *Gazette hebd. de médecine*, soutenait que cette infection est possible. Après lui Verchère et Fernet ont tenté de l'appuyer sur des faits nouveaux. Mais cette théorie de l'infection de l'appareil génito-urinaire par la voie ascendante, le bacille remontant le cours de l'urine et du sperme, rallia de moins en moins d'adhérents, et à l'heure actuelle elle paraît ne devoir s'appliquer qu'à un nombre de cas extrêmement restreint. Voici comment le juge Sébilleau dans le *Traité de chirurgie* publié sous la direction de Le Dentu et Delbet.

« Il n'est certes pas douteux que le mucus vaginal renferme » des bacilles tuberculeux dans les tuberculoses génitales de la » femme. Mais pour devenir une cause d'infection chez l'homme, » pendant le coït, il faut que ces bacilles ou ces produits » s'implantent non seulement sur le gland, mais encore sur » l'urèthre et pullulent à l'entrée du conduit urinaire avant de » gagner les voies génitales. En l'absence de toute localisation » pénienne ou uréthrale, il faudrait aussi qu'ils pénétrassent » directement dans la voie sanguine à la faveur d'une érosion de » la muqueuse du gland, survenue pendant le coït. Cette der-

» nière hypothèse a pour elle ce fait que la tuberculose se déve-
» loppe parfois dans un organe éloigné du point de pénétration
» du bacille, sans qu'aucune lésion tuberculeuse se soit dévelop-
» pée au niveau même de ce point de pénétration; mais nous
» entrons ici dans l'histoire des infections par voie artérielle. En
» dehors de cette explication, étant donné que les lésions tuber-
» culeuses du gland sont rares, comparativement à la fréquence
» de la tuberculose du testicule, étant donné aussi que la tuber-
» culose génitale apparaît chez des malades où l'on ne saurait
» incriminer l'influence du coït et en particulier chez des enfants,
» étant donné que l'urèthre constamment balayé par l'urine est
» un domicile peu favorable au développement du bacille de
» Koch, on est en droit de penser que l'infection du testicule
» par la tuberculose de la femme est tout au moins un mode
» d'infection rare ».

Il est probable en effet qu'ici comme pour les tuberculoses des autres organes de l'appareil génito-urinaire, l'implantation du bacille directement sur une muqueuse saine et son développement sur cette muqueuse, contrairement au cours des liquides organiques, doit être rare. Il n'en demeure pas moins établi qu'elle peut exister dans certains cas et que le canal déférent et l'urèthre ne peuvent pas se comporter autrement que l'uretère à travers lequel les lésions bacillaires de la vessie peuvent très bien remonter jusqu'au rein, pour porter leur action sur le bassinet et sur la pointe des pyramides, ainsi que l'avait prévu Lancereaux dans son *Atlas d'anatomie pathologique,* et que l'ont montré successivement Guyon et Albarran.

CHAPITRE II

INFLUENCE DE LA TUBERCULOSE PULMONAIRE SUR LA GROSSESSE ET L'ACCOUCHEMENT

Parmi les auteurs qui ont étudié la question, il en est qui se sont demandé si chez les tuberculeuses la conception était aussi fréquente que chez les autres femmes. La réponse à cette question n'a pas encore été nettement posée. Tout au plus voit-on Grisolles insister sur la faiblesse génitale des tuberculeuses, alors que l'opinion générale les montre portées aux excès vénériens.

Il est en tout cas un fait frappant c'est que bien rarement leur fonction menstruelle s'exerce d'une façon régulière. Dès le début de la maladie, les règles disparaissent dans nombre de cas et ne réapparaissent que pour montrer une amélioration notable de l'affection. Il est donc à peu près certain que l'opinion de Grisolles est exacte et que la sécrétion de l'ovule est gravement troublée au cours de la maladie, que par conséquent la grossesse doit être probablement moins fréquente chez les tuberculeuses que chez les autres femmes.

Cependant il existe des observations, entre autres celles de Mauriceau, Lasègue, Beauvais, Ortéga, où malgré leur maladie certaines tuberculeuses ont pu avoir une série nombreuse de grossesses.

Mais qu'advient-il de ces grossesses?

En général, elles sont loin d'être menées à bien. Gilbert additionnant les statistiques de Grisolles, Dubreuilh, Bourgeois, Ortéga trouve sur 284 femmes :

Accouchements à terme	233
Accouchements prématurés . . .	37
Avortements	14

Soit près de 18 p. 100 de grossesses interrompues avant leur terme. La proportion est déjà énorme. Encore Gilbert fait-il remarquer que cette statistique comprend des cas où la tuberculose était fort peu avancée et devait par conséquent très peu influencer la grossesse. Il faut en effet, si l'on veut pronostiquer l'influence qu'aura la maladie, tenir compte de la période à laquelle elle est arrivée et aussi de la façon rapide ou lente dont elle évolue, les cas subaigus devant presque tous se terminer par l'avortement dans les premiers mois de la grossesse, ou l'accouchement prématuré si les accidents éclatent vers sa fin. En voici un exemple :

Observation XLIV

Guinsbourgue

Une personne de 27 ans, mère de trois enfants, avec prédisposition héréditaire à la phtisie, eut pendant sa quatrième grossesse de la fièvre à type irrégulier. Au bout de deux semaines, alors qu'elle était arrivée au quatrième mois de sa grossesse, elle fit une fausse couche sans complications. La fièvre ne cessa pas après l'avortement. On fit chez elle le diagnostic de tuberculose pulmonaire à laquelle elle succomba quatre mois plus tard.

Rarement consécutifs à la mort du fœtus, les accidents sont dus à l'intoxication et à l'état asphyxique qui, ainsi que l'a montré Brown-Séquard, favorise la contraction de la fibre utérine. Il faut joindre à ces causes les lésions de la surface utérine du placenta, qui, ainsi que l'a constaté Rémy (*Archives de tocologie,* 1894), sont parfois très accentuées.

Lorsque la grossesse est menée à terme, l'accouchement qui

devraits e faire facilement, les enfants de tuberculeuses étant en général petits, risque cependant de ne pas avoir le temps de se terminer, car souvent c'est à ce moment-là que les accidents se précipitent chez la mère. Il faut alors se hâter d'intervenir. Dans ces conditions seulement on aura espoir de sauver l'enfant, qui quelquefois, bien qu'exceptionnellement, pourra vivre et rester bien portant si on a soin de l'élever loin de tout milieu bacillaire.

CHAPITRE III

HÉRÉDITÉ ET CONTAGION CHEZ LES ENFANTS DES TUBERCULEUX

Déjà, comme nous venons de le voir, il n'est pas rare que la grossesse se termine par l'accouchement prématuré ou l'avortement, et nous avons vu que dans 18 p. 100 des cas, au bas mot, l'embryon ou le fœtus succombait. Mais si la grossesse est menée à terme, si l'enfant naît viable, que va-t-il advenir de lui et quelles sont les lésions qu'il présentera ?

La mortalité est grande chez ces enfants. 33 p. 100 succombent dès les premières années de la vie, la mortalité étant ainsi beaucoup plus élevée chez eux que parmi les autres enfants. A quoi cette mortalité est-elle due ? Est-ce à des lésions bacillaires, à une faiblesse congénitale ? Autant de questions pleines d'intérêt et qui ont été ces temps-ci singulièrement éclairées.

C'était autrefois une opinion couramment énoncée que les enfants de tuberculeux étaient des bacillaires eux-mêmes. Longtemps admise sans grande contestation, cette existence de l'hérédité de la maladie a été à peu près complètement reconnue inexacte dans ces temps-ci et, actuellement, on range les lésions que présente l'enfant à la naissance, et qui sont dues à la tuberculose des ascendants, en particulier à celle de la mère, en :

1° Lésions tuberculeuses héréditaires par inoculation intra-utérine.

2° Lésions hérédo-dystrophiques dues à l'action des toxines bacillaires sur le germe (ovule ou spermatozoïde) ou sur le fœtus pendant sa vie intra-utérine.

Hanot subdivise cette dystrophie héréditaire en hérédo-dystrophie homœomorphe et hérédo-dystrophie hétéromorphe, suivant que l'action de la maladie a créé des lésions de dégénérescence banale, comme on en rencontre quand une maladie chronique ou une intoxication a exercé son action à l'époque de la conception ou pendant la grossesse, ou suivant qu'elle a donné naissance à des troubles de la formation des organes, nettement caractérisés et lui appartenant bien en propre.

Il faut ajouter aux deux causes de mortalité chez les enfants de tuberculeux que nous venons d'énumérer (hérédo-infection et hérédo-dystrophie) une troisième cause : c'est la contagion après la naissance à laquelle ces enfants sont voués s'ils sont laissés en contact avec leurs parents.

1° Hérédo-infection par inoculation intra-utérine.

C'est elle qui, autrefois admise sans conteste, est reconnue aujourd'hui comme un fait très exceptionnel. Elle existe cependant, comme l'ont bien montré Auché et Chambrelent dans les *Archives de médecine expérimentale* (juillet 1899, p. 521). Ces auteurs, après avoir recueilli les observations publiées, n'en retiennent qu'un certain nombre exigeant, pour qu'elles soient considérées comme exactes, l'examen anatomo-pathologique des lésions et l'inoculation. Ils arrivent ainsi à un total de vingt observations de tuberculose transmise à l'enfant pendant la vie intra-utérine.

Ce sont :

2 observations de Landouzy et Martin, 1883.
1 observation de Armanini (de Naples), 1890.
1 observation de Schmorl et Birsch-Hirschfeld, 1891.
1 observation de Aviragnet et Préfontaine, 1892.
1 observation de Londe et Thiercelin, 1893.
1 observation de Londe, 1893.
1 observation de Schmorl et Kockel, 1893.
1 observation de Bar et Rénon, 1894.

1 observation de Bar et Rénon, 1895.
1 observation de Jens Bugge, 1896.
1 observation de Sabouraud, 1891.
1 observation de Lehmann, 1894.
1 observation de Schmorl et Kockel, 1894.
1 observation de Ausset, 1895.
1 observation de Ausset, 1896.
1 observation de Oustinoff, 1897.
1 observation de Auché et Chambrelent, 1899.
1 observation de Brindeau, 1899.

Il ressort du travail de ces auteurs, que l'hérédo-infection est donc une rareté. Elle est rare et, de plus, les traces en ont toujours été constatées au niveau du foie ou des ganglions correspondants. Dans certains cas, on a constaté la présence de bacilles dans la veine ombilicale. Enfin, dans les cas observés, il s'agissait toujours de fœtus âgés de plus de trois mois, c'est-à-dire en communication avec la mère par la circulation placentaire, ce fait tendant à montrer, comme nous le verrons plus loin, que c'est de la circulation maternelle qu'est venue l'infection.

Les constatations faites par les vétérinaires sur la transmission héréditaire de la tuberculose de la vache à son produit, montrent les mêmes faits. Elle est d'une extrême rareté. Voici, à cet égard, quelques statistiques. On trouve :

1 veau tuberculeux sur 25.000 (Adam).
5 veaux tuberculeux sur 40.000 (Leclerc), à Lyon.
2 veaux tuberculeux sur 160.000, à Munich.

Cette rareté de la transmission héréditaire du germe était d'ailleurs facile à prévoir par la seule clinique. En effet, il est extrêmement rare de voir un enfant succomber à la tuberculose avant l'âge de trois mois. Le fait se produit davantage entre trois mois et un an mais surtout de un à trois ans, comme l'ont montré les statistiques de Heller, de Kiel, de Kossel, de Küss et de Bollinger. De ce fait que les cas de tuberculose chez les enfants sont de plus en plus fréquents, à mesure qu'ils sont plus âgés, découle cette conclusion logique que, dans la majorité des cas, ils sont dus à la contagion après la naissance. On pourrait objecter à cela que les lésions sommeillent peut-être longtemps avant de devenir cliniquement appréciables. En réalité, il n'en est rien. Toutes les fois que l'on a constaté des lésions bacillaires à la naissance de l'enfant, il a été démontré qu'elles étaient bourrées de bacilles, par conséquent très virulentes et évoluant avec une grande rapidité.

Pour expliquer cette hérédo-infection tuberculeuse, on a imaginé diverses théories. Trois modes d'infection sont possibles en effet. Ce sont : 1° l'infection par le spermatozoïde transportant avec lui le bacille infectant; 2° l'infection de l'ovule dans l'ovisac, admise d'ailleurs sans preuves par Baumgarten; 3° enfin l'infection à travers le placenta. C'est elle qui est admise aujourd'hui.

Depuis Davaine, qui constata l'arrêt de la bactéridie charbonneuse par le placenta, on admettait que cet organe est un excellent filtre pour les microbes que pourrait charrier le sang maternel. Mais, dans ces dernières années, Arloing, Straus et Chambrelent, Chantemesse et Widal, Netter, Chambrelent et Sabrazès ont montré qu'il pouvait quelquefois livrer passage aux microbes. Quelquefois même, ce passage pourrait s'effectuer sans qu'il soit besoin de faire intervenir des lésions placentaires pour l'expliquer. En revanche, certains expérimentateurs, cherchant à reproduire ces faits, n'ont pu y réussir (Vignal, Bolognesi, Sanchez Toledo). Il semble bien, en effet, qu'ils soient exceptionnels et qu'il faille des lésions placentaires pour qu'ils puissent se produire. Ce qui se passe dans l'expérimentation se passe aussi en clinique, et c'est ainsi que s'explique l'extrême rareté de la tuberculose congénitale.

2° Hérédo-prédisposition.

Si la transmission du bacille par les ascendants à leurs descendants est chose rare, les lésions dont nous allons maintenant nous occuper sont, au contraire, extrêmement fréquentes. Hanot, comme nous l'avons dit, divise les manifestations de l'hérédo-prédisposition en hétéromorphes et homœomorphes. Il admet trois degrés dans le premier cas. Il peut y avoir infantilisme, hypoplasie, aplasie. Mais aucune de ces lésions, qui sont, en somme, des lésions de dégénérescence banales, ne présente de caractère particulier propre à la tuberculose.

Dans le deuxième cas les modifications subies par l'organisme de l'enfant semblent bien être dues uniquement aux sécrétions bacillaires. Il semble que la tuberculose des parents détermine chez les enfants, lorsqu'ils naissent vivants, un état particulier qui fait qu'ils sont plus aptes que les autres enfants à contracter la bacillose.

Expérimentalement Carrière (de Lille) a produit, par les injections de toxine bacillaire à la mère :

1° La mort du fœtus;
2° La mort prématurée des petits;
3° Un état particulier de faiblesse constitutionnelle.

Les survivants inoculés en même temps que des animaux témoins meurent plus vite qu'eux, ce qui semble bien montrer qu'ils ont eu à subir par le passé l'action d'un poison en quelque sorte *favorisant* (Arloing).

Maxon King (de New-York) est le seul à soutenir la possibilité d'une immunisation du petit par une sécrétion bacillaire.

Enfin il y a lieu de se demander si, à la suite des travaux de Charrin, Delamare et Moussu, il ne faut pas penser que peut-être l'enfant dont la mère est bacillaire subit l'influence d'une cytolysine, susceptible d'entraîner des lésions du côté de son appareil pulmonaire.

Quoi qu'il en soit et quelle que soit l'explication adoptée, il n'en demeure pas moins acquis que l'enfant naît prédisposé à la tuberculose et qu'il faut avant tout essayer de le préserver de la contagion.

3° Contagion après la naissance.

Très fréquente chez ces enfants la contagion se fait surtout par inhalation. L'enfant, perpétuellement plongé dans une atmosphère chargée de particules bacillifères, succombe la plupart du temps à une tuberculose à marche rapide. Quant à la contagion par la voie digestive, il est rare qu'elle succède à l'allaitement maternel, et si Roger a pu déterminer la présence de bacilles dans le lait de femme tuberculeuse, il faut admettre que c'est là un fait exceptionnel. Pour Calmettes, il n'y a pas lieu d'incriminer ce mode de contagion, celle-ci s'opérant la plupart du temps par la voie respiratoire s'il y a allaitement maternel, quelquefois par la voie digestive s'il y a allaitement par le lait de vache.

En résumé, nous voyons que la tuberculose maternelle a pour conséquence :

1° L'avortement;

2° L'accouchement prématuré;

3° Quelquefois l'infection de l'enfant par la circulation placentaire.

Que la tuberculose de l'un ou de l'autre des deux époux a pour conséquence la présence chez l'enfant :

1° D'une série de malformations sans caractères particuliers à la tuberculose;

2° D'une prédisposition à contracter cette maladie.

TROISIÈME PARTIE

DANS QUELLES CONDITIONS LE MARIAGE DES TUBERCULEUX EST-IL POSSIBLE ?

TROISIÈME PARTIE

Dans quelles conditions le mariage des tuberculeux est-il possible ?

Tous ces faits nous montrent quel danger il peut y avoir à laisser marier des tuberculeux tant que leur guérison n'est pas certaine. Par là, au même titre que pour la syphilis, cette question de l'autorisation du mariage doit préoccuper le médecin, mais il faut bien voir que dans la syphilis les dangers du mariage sont tous pour l'époux non contaminé à l'époque où il a lieu; dans la tuberculose, au contraire, ils menacent surtout la malade quand il s'agit de la femme et alors la vitalité ou la santé de l'enfant devient secondaire.

De plus, il est un point qu'il convient de bien fixer avant d'entrer dans la discussion des faits et des opinions émises par les auteurs. Lorsque en matière de syphilis on parle de guérison, il est facile de s'entendre et, en règle très générale, si l'on élargit par crainte des exceptions le cadre tracé par les syphiligraphes, on peut dire que tout syphilitique qui a suivi pendant cinq ans un traitement régulier et n'a pas présenté depuis deux ans d'accidents spécifiques est un syphilitique guéri.

Dès lors, il est facile d'autoriser le malade à contracter un mariage.

Pour la tuberculose, au contraire, combien plus incertaine nous apparaît la marche de la maladie, tantôt évoluant vers une mort rapide, malgré tous les soins possibles, contrairement à toutes les données pronostiques tirées de la forme clinique, de la situation pécuniaire, du terrain sur lequel elle évolue, tantôt traînant en longueur chez des malades au sujet desquels une fin fatale paraissait devoir se produire à courte échéance. Et que de fois sont morts de granulie ou de méningite ou de toute autre forme de bacillose aiguë, des malades chez qui, des années auparavant, une lésion toute locale avait évolué vers la guérison!

Aussi nous ne serons pas étonné de voir le temps pendant lequel, pour pouvoir être considéré comme guéri, un tuberculeux doit ne pas présenter d'accidents, varier suivant les auteurs. Daremberg parle de cinq à six ans. Jeannel de quelques années (?). Lalesque (congrès de Montauban) pense que la guérison ne saurait être définie d'une façon précise. Il y a souvent, chez les malades, un ensemble de signes ou de présomptions qui font que la guérison paraît de plus en plus probable. En réalité, jamais elle ne saurait être affirmée. C'est pour cela que nous préfèrerions au mot guérison le terme employé par Yssendick qui classe les cas observés en trois groupes : tuberculoses en activité, tuberculoses stationnaires et *guérisons relatives*. Ce terme de guérison relative a l'avantage de laisser entrevoir le réveil possible de la maladie dans tous les cas et par conséquent de ne jamais engager d'une façon ferme et absolue la responsabilité du médecin.

Ces réserves sur la guérison de la tuberculose sont d'autant plus importantes à faire, comme le remarque fort bien Lalesque dans sa communication au congrès de Montauban, que la certitude de la guérison ne dépend pas tant du degré ou de l'étendue de la lésion que l'on considère comme guérie que de la durée de l'absence de tout phénomène morbide, du maintien parfait de l'intégrité de l'état général et de la situation de fortune du malade. Telle malade chez qui des signes de cavernes pulmonaires ont été dûment constatés, a vu sa guérison se maintenir dix, quinze, vingt ans. Tel autre malade atteint de tuberculose encore fermée et peu étendue d'un seul sommet, après une guérison apparente de courte durée, voit sa maladie se terminer par une tuberculose à marche foudroyante. C'est ce qu'a fort bien exprimé Gaucher quand il écrit : « Le pronostic de la phtisie pulmonaire commune dépend, en effet, du malade autant et plus que de la maladie ». La guérison relative peut donc être affirmée chez les malades, lorsque après une période de trois années où tout signe pulmonaire aura disparu, l'intégrité de l'état général se sera maintenue parfaite et lorsque le milieu social du malade, les occupations que nécessite sa situation de fortune, le degré d'intelligence et de bonne volonté qu'il apporte dans sa lutte contre la maladie permettront de penser qu'à aucun moment il ne s'exposera aux causes favorisantes qui peuvent entraîner le réveil des vieux foyers en état de latence, que l'on ne peut habituellement pas déceler.

Cette définition de la guérison de la tuberculose bien posée, quelle est l'opinion des auteurs au sujet de la possibilité du mariage chez les tuberculeux? Comme toujours les opinions extrêmes ont été soutenues.

C'est ainsi que pour Petit, jamais à aucun moment le médecin ne doit admettre pour un tuberculeux la possibilité du mariage. « Dans l'intérêt de la famille et par conséquent de l'espèce, il serait désirable que l'on ne se mariât jamais qu'entre gens de santé irréprochable ». Il semble bien que l'auteur oublie que les cas ne sont pas rares de tuberculeux engendrant des enfants beaux, bien portants et susceptibles de ne pas présenter d'accidents spécifiques. Et je ne parle pas de tuberculeux guéris pour lesquels Petit ne fait pas d'exception dans sa loi de condamnation absolue au célibat, mais de tuberculeux chez qui la maladie est en pleine évolution.

En voici une observation de Jeannel.

Observation XLV

Je puis citer le cas d'une femme entrée en 1886 dans le service de mon maître, le professeur Combal, huit jours après avoir accouché. Elle était à la dernière période d'une phtisie pulmonaire et laryngée dont elle était atteinte depuis trois ans et qui lui avait été communiquée par son mari. Elle mourut huit jours après et l'autopsie démontra que, non seulement les deux poumons étaient constellés de grandes et de petites cavernes, mais encore que le péritoine était rempli de granulations miliaires. L'utérus et les annexes paraissaient indemnes. Quoi qu'il en soit, l'enfant était à terme; il fut recueilli, placé dans le service des enfants et allaité par une infirmière dont le nourrisson était mort la veille.

Or, l'enfant s'est développé, il est devenu fort et robuste. A 14 ans, il était vigoureux et n'avait jamais eu le moindre accident bronchitique ou autre.

A cette observation peut se joindre une autre du même auteur.

Observation XLVI

Pendant qu'il était au collège, M. X... perdit successivement un frère aîné, une sœur, son père et sa mère qui tous ont succombé à la tuberculose. Un second frère, trop jeune alors pour être pensionnaire, et qui vivait dans la maison, n'eut pas la même chance que M. X... Il fut pris lui-même plus tard, à l'âge de 21 ans, et contagionna sa femme, laquelle mourut avant lui, laissant un enfant de quelques mois. Celui-ci, recueilli par M. X..., se porte fort bien, comme M. X... lui-même.

Ainsi donc une femme tuberculeuse et en pleine évolution de bacillose pulmonaire eut, d'un mari tuberculeux, un enfant bien portant et qui, soustrait à tout contage bacillaire, se porte très bien.

Pourquoi donc, au nom de l'intérêt de la race, empêcherait-on des bacillaires guéris, c'est-à-dire ne risquant pas de contagionner leurs parents secondairement par la cohabitation, de se marier et d'avoir des enfants?

Deux observations inédites, qui nous ont été communiquées par M. le docteur Arnozan, sont là pour contredire une pareille affirmation.

Observation XLVII (inédite).

Arnozan.

Il y a environ 15 ans, je fus appelé auprès d'un jeune homme, engagé volontaire aux Chasseurs d'Afrique, qui avait subi, sur les hauts plateaux de l'Atlas, un hiver des plus rigoureux et qui présentait dans le côté gauche de la poitrine une bronchite localisée des plus suspectes.

Il s'améliora lentement. Je fis de nombreux efforts pour le faire réformer et eus la satisfaction de réussir. Depuis cette époque, je lui ai soigné, à maintes et maintes reprises, des bronchites, des accès de grippe et autres accidents du côté des voies respiratoires qui toujours présentent plus d'intensité au niveau de l'ancien point. Une fois même, je l'ai vu en proie à une poussée de congestion pulmonaire intense, d'origine grippale, qui ne laissa pas que de me préoccuper assez vivement.

Comme dans l'intervalle de ses bronchites il toussait fréquemment et crachait quelque peu, il fit examiner ses expectorations et apprit qu'elles contenaient des bacilles de Koch. Il se soigna plus rigoureusement encore à partir de ce moment là (hygiène, aération, alimentation, phosphate de chaux, créosote); le repos fut le seul élément de la cure qu'il n'observa pas d'une façon parfaite, cependant il se garda de tout excès de fatigue et de travail.

Actuellement, les choses sont dans le même état depuis une dizaine d'années; il n'engraisse ni ne maigrit; tousse de temps en temps, a bon appétit, mène une vie active; il s'est marié il y a huit ans, sa femme est très bien portante, il a une fillette de quatre ans environ dont la santé est également satisfaisante (octobre 1908).

Observation XLVIII (inédite).

Arnozan.

Il y a douze ans, j'ai été appelé pour soigner M. X..., jeune homme de 18 ans environ, atteint d'une fistule anale.

Ses antécédents de famille paraissaient bons, sauf que son père, homme très vigoureux, déclarait que dans sa jeunesse il avait été condamné comme poitrinaire, ce qui ne l'avait pas empêché de guérir et de devenir un sujet remarquablement bien portant ; depuis cette époque, il a succombé à une lithiase urinaire.

Le jeune homme en question dut être opéré à trois reprises par le Dr Hallé (de Paris) pour cette fistule qui était profonde et compliquée. Après la troisième opération, il fut remarquablement guéri.

Mais, quelque temps plus tard, il commençait à tousser et présentait, dans la fosse sus-épineuse droite, de l'obscurité respiratoire et quelques râles. Il crachait peu, mais les crachats contenaient des bacilles de Koch. Il fut soumis avec une grande exactitude à la cure hygiène-diététique, à l'usage des toniques ; il fit plusieurs cures climatériques (Riviera et Espagne) et finit par guérir. Cependant, on constate encore que la respiration se fait moins bien à droite qu'à gauche.

Au bout de trois ans, il nous demanda la permission de se marier. Quoique la guérison nous parût complète, elle nous semblait encore de date trop récente pour autoriser M. X... à fonder une famille. Il passa outre; il s'est marié. Sa femme et ses deux enfants sont très bien portants. Lui-même a de temps en temps encore quelques bronchites qui évoluent chez lui sans réveiller les moindres manifestations de la diathèse phtisique. Il mène une vie très active (octobre 1908).

En voilà, je crois, plus qu'il ne faut pour montrer que si les enfants des bacillaires sont souvent des hérédo dystrophiques, et par conséquent des gens peu aptes à tenir un rôle convenable dans la vie, par contre on voit des tuberculeux, hommes ou femmes, malades, mais surtout guéris, mettre au monde de beaux enfants qui, mis à l'abri de la contagion et bien élevés, sont susceptibles de bien se développer.

A côté de l'opinion que je viens d'énoncer et de combattre se place une autre opinion diamétralement opposée et aussi fausse soutenue par Reibmayr et résumée par Yssendick dans sa communication à l'Académie royale de médecine de Belgique.

Appliquant à la tuberculose les idées sur l'immunisation des races après un contact prolongé avec certaines maladies, l'auteur soutient les idées suivantes. L'organisme humain vivant au milieu des agents physiques, chimiques, biologiques les plus variés peut, en vertu d'un affaiblissement momentané, donner prise à l'action de ces facteurs et particulièrement aux attaques des infiniment petits. A ce moment, il ouvre la porte aux infections de toute nature. La contamination se fait et l'organisme commence la lutte. Celle-ci se continue à travers plusieurs générations. L'infecté engendre un tuberculisable; mais après quelque temps, l'organisme humain, secondé dans ses efforts par les conditions d'hygiène meilleure, résiste, il s'immunise, et, s'il engendre, il transmet à ses descendants, d'une part, la faculté de résister, d'autre part, les traces de la lutte que ses ascendants ont soutenue.

Ainsi s'immunisent les races.

Mêmes idées soutenues par Valentino, qui prétend que, dans les familles de tuberculeux, les enfants ne le deviennent qu'à un âge plus avancé que celui où les gens issus de parents sains contractent habituellement leurs lésions.

C'est ainsi que chez eux les lésions ne se manifesteraient qu'entre 30 et 50 ans. Il ajoute qu'à cet âge, suivant l'expression de Fonssagrives, il est à peu près indifférent d'être ou de ne pas être tuberculeux, car à cette époque de la vie surtout se rencontrent ces formes traînantes à manifestations torpides qui durent des années, contrairement à ce que l'on voit chez les enfants où on rencontre surtout les formes ulcéreuses et galopantes évoluant en quelques jours.

Cherchant à raisonner par analogie entre ce qui se passe dans un organisme et ce qui se passe dans la série des générations successives, il essaie de montrer que de même que la lenteur du processus chez un individu entraîne la production d'une immunisation progressive, dans les races dès longtemps contaminées comme la nôtre les formes chroniques sont la règle, qu'au contraire dans les races où la tuberculose est de date récente on assiste surtout au développement de cas suraigus. Il y a donc une immunisation progressive de la race comme une immunisation progressive de l'individu. Et par là s'explique qu'après l'énorme mortalité que l'on observe chez les enfants de tuberculeux (37 p. 100) 3 p. 100 seulement des 63 autres deviennent tuberculeux. En admettant, ce qui n'est point prouvé, qu'une telle statistique corresponde à la réalité des faits et que l'on puisse espérer que lorsque la terre sera peuplée de descendants de tuberculeux, il n'y aura plus de tuberculose, conclusion à laquelle l'auteur tend à arriver, il faut admettre que cette thèse tient bien peu compte du soin de la santé de la mère que le médecin doit surtout avoir en vue, lorsqu'il s'agit de savoir si une femme bacillaire doit ou non avoir un enfant. Et puis nous savons bien qu'en dehors de toute théorie, il y a des faits qui montrent des familles où les enfants issus de parents tuberculeux succombent tous en peu de temps à la tuberculose. Quant à ceux qui ne succombent pas de son fait, nous savons bien que beaucoup succombent à leur tare originelle (rétrécissement mitral pur par exemple), que d'autres restent toute leur vie des prédisposés à toutes les infections (scrofuleux, rachitiques, chlorotiques, etc.,) et qu'ils supportent très mal toutes les maladies, toutes les intoxications, tous les efforts. Les désavantages des traces de la lutte subie par les ascendants ne contrebalancent-ils pas les avantages de l'immunité?

Cette théorie nous paraît donc insoutenable tant au point de vue de l'intérêt des tuberculeux eux-mêmes, que de l'intérêt de leur descendance et par là de la société.

En principe donc, nous admettrons que toute bacillose en activité est une contre-indication au mariage. Pour que le médecin puisse autoriser son client, il faudra que les manifestations de la maladie aient disparu depuis longtemps, que l'état général soit excellent, que le mariage ne lui impose pas un surcroît de travail, de fatigues morales, etc. En un mot il faudra toujours avoir obtenu ce maximum de garanties qui est constitué par ce que nous avons appelé la guérison relative.

A cette règle générale peut-il être fait quelques exceptions ? Certains auteurs le prétendent.

Fonssagrives relevant les différences qu'il faut établir entre la tuberculeuse et le tuberculeux se montre beaucoup moins intransigeant dans le cas du mari. Il fait remarquer, fort justement d'ailleurs, que les dangers personnels sont beaucoup moins considérables pour lui que quand il s'agit de la femme. Et dès lors si, grâce à la nature de la lésion (tuberculose fermée) où aux précautions hygiéniques prises, la contamination peut être évitée, il pense que le mariage peut être autorisé. Ce qui use et fatigue le tuberculeux célibataire, ce n'est pas tant le coït immodéré que les veilles prolongées, les dîners, les théâtres.

Le tuberculeux marié n'aura aucune tendance aux excès, étant toujours en état de satiété. Et il lui suffira d'éviter les soirées, les réceptions pour avoir une hygiène parfaite et ne pas risquer d'aggraver sa lésion. Daremberg pense aussi qu'il peut quelquefois être fait exception à l'interdiction. Mais il se montre plus parcimonieux de cette autorisation.

Il est évident, nous semble-t-il, que lorsqu'une pareille question se pose au médecin, il doit envisager les trois modes d'évolution des lésions que nous avons séparés. Elles sont en activité. Elles sont stationnaires. Elles sont relativement guéries.

Si elles sont en activité, c'est-à-dire si elles évoluent vers l'ulcération, pas de doute pour le médecin ; c'est un devoir de s'opposer formellement au mariage.

Seuls les cas stationnaires peuvent donc l'inquiéter et le faire hésiter.

Il nous semble que les lésions stationnaires risquent trop de se transformer en lésions en activité pour que le médecin ne prenne pas une lourde, très lourde responsabilité s'il consent. Rien ne peut lui garantir que le malade ne risque pas de mourir rapidement enlevé par un processus aigu. D'ailleurs espère-t-il, en autorisant le mariage, voir les lésions rétrocéder bientôt après et s'acheminer vers la guérison ? Alors pourquoi ne pas attendre le moment où tout risque d'accident sera à peu près sûrement évité ?

Nous ne voyons donc pas pourquoi un tuberculeux non guéri pourrait être autorisé à se marier.

Pour ce qui est de la femme, il est bon, avec Yssendick, d'envisager aussi la question pour les candidates à la tuberculose, pour celles qui, comme par exemple la malade de Lalesque atteinte seulement de chlorose grave, ne présentent pas d'accidents nettement tuberculeux, mais voient bientôt, à l'occasion des fatigues du mariage, se greffer sur leur état des accidents nettement spécifiques.

Il y a pour elles surtout une question plus délicate qn'un diagnostic clinique à porter. C'est là surtout que le médecin doit être plus qu'un savant, qu'il doit être un homme de cœur.

En effet, si dans certains cas où le mariage doit apporter des fatigues, des charges, des tristesses, il est de toute nécessité que l'état général soit relevé avant que l'autorisation ne soit donnée, n'est-il pas du devoir du médecin de savoir discerner les cas où le mariage va apporter une plus grande tranquillité morale, la cessation des préoccupations qui précèdent toujours un mariage longtemps attendu, et enfin quelquefois une situation matérielle plus brillante. Dans ces cas-là nous croyons qu'il est du devoir du médecin d'autoriser le mariage, en prodiguant en même temps toutes les réserves sur les conséquences fâcheuses que pourraient avoir pour la malade des grossesses répétées, des allaitements prolongés, etc.

Il reste enfin à envisager le cas des tuberculeuses. Fille, pas de mariage; femme, pas d'enfants; mère, pas d'allaitement. Autant que pour le rétrécissement mitral, la formule de Peter est vraie pour la tuberculose.

Elle doit être appliquée dans toute sa rigueur.

Jamais le médecin n'aura à s'en repentir.

Il aura, au contraire, la satisfaction de voir certaines malades, qu'il força à attendre leur guérison, jouir d'une santé parfaite et avoir de superbes enfants.

Il nous suffira, pour le montrer et pour faire admettre qu'on peut l'espérer quelle que soit l'étendue des lésions, de citer ces deux observations de Lalesque :

Observation XLIX (inédite).

Lalesque.

Tuberculose pulmonaire à la première période. Guérison. Mariage. Grossesse. Persistance de la guérison.

Jeune fille sans antécédents héréditaires ou personnels. Robuste. Nerveuse. Toujours bien réglée.

Contracte la maladie au couvent à l'âge de 18 ans (année 1900).

De 1901 à 1903, cure continue dans la forêt d'Arcachon qui aboutit à la guérison apparente d'une tuberculose des deux sommets, caractérisée par des signes d'induration avec hémoptysies aux périodes menstruelles. Quelques expectorations muqueuses (bronchite concomitante) à rares bacilles. Etat subfébrile.

En 1906, la guérison n'est pas démentie. Consulté en juillet de la même année sur la possibilité du mariage, j'autorise après examen.

Mariage en octobre 1906; grossesse et accouchement en août 1907.

Pas d'allaitement.

L'enfant et la mère sont en bonne santé fin 1908.

Milieu aisé.

Observation L (inédite).

Lalesque.

Tuberculose pulmonaire. Début de la seconde période. Guérison. Grossesse. Persistance de la guérison.

Femme mariée, sans antécédents héréditaires ou personnels.

Grande, forte, mariée à 20 ans, en pleine santé, devient mère un an après le mariage. Enfant bien portant. N'allaite pas.

En janvier 1901, vient à Arcachon pour la première fois. Malade depuis six mois, elle présente au sommet gauche des signes d'induration, avec, dans la fosse sus-épineuse, des craquements humides discrets. L'expectoration, rare, est bacillaire. Subfébrile. Etat général assez bon.

Quelques expectorations sanglantes survenues en juillet 1899 ont marqué le début de l'affection.

En décembre 1904, tous les signes de guérison remontant à deux ans ne se sont pas démentis bien que la malade ait repris depuis plus d'une année la vie de la grande ville.

Grossesse et accouchement au début de 1906. Enfant bien portant. Pas d'allaitement. Mère et enfant, actuellement (fin 1908) en bonne santé.

Milieu social fortuné.

Voici donc une observation qui montre que, même en présence de lésions du deuxième degré, le médecin ne doit pas désespérer de voir survenir une guérison assez stable pour pouvoir permettre à la malade de mener à bon port et sans danger pour elle une grossesse.

Observation LI

Lalesque, Congrès de Montauban.

Jeune fille, 18 ans. Père et mère bien portants.

Après une anémie rebelle et après un long séjour au couvent, elle fut prise, à la suite d'un refroidissement fin mars 1891, d'une bronchite fébrile localisée au sommet du poumon droit, plus particulièrement en arrière, avec, à la base du même côté, un foyer de pleurésie sèche. La fièvre, la toux, les signes bronchiques et pleuraux durent deux mois, et dès le retour à la campagne, fin juin, la fièvre déja atténuée cesse, et les phénomènes locaux s'amendent sensiblement.

Dans les premiers jours de septembre (aggravation). Retour de la fièvre, de l'expectoration muco-purulente avec légères hémoptysies, (pendant deux ou trois jours) coïncidant avec l'époque des règles, totalement supprimées depuis quatre mois. Amaigrissement.

2 octobre : Arrivée à Arcachon.

Jeune fille, grande, maigre, brune, à système pileux développé, mauvais état général, fièvre quotidienne oscillant de 38,2 à 39°. Anorexie absolue, sueurs nocturnes, diarrhée, toux fréquente, dyspnée.

Je trouve en arrière, au sommet droit, dans la fosse sus-épineuse, près du rachis, les signes d'une caverne de dimensions moyennes aux râles congestifs périphériques (fosse sus-épineuse). A la base du même côté, légers frottements pleuraux qui masquent des râles sous-crépitants fins, très nettement perceptibles dans les inspirations profondes ou dans les efforts de la toux. Du côté gauche, en avant, sous la clavicule, on trouve un foyer de congestion pulmonaire révélé par de la submatité et des râles crépitants fins.

L'expectoration est abondante, muco-purulente et bacillaire.

15 novembre : Sous l'influence de la cure d'air, il s'est produit une amélioration manifeste, traduite par la diminution de la fièvre, n'excédant jamais 38° le soir et disparaissant de temps en temps. L'appétit est revenu et la suralimentation produit une augmentation de poids de 1 kilogr. Sommeil régulier, disparition des sueurs nocturnes, toux beaucoup moindre, expectoration très diminuée; enfin, à l'auscultation, les gargouillements ne s'entendent presque plus, les phénomènes congestifs de la fosse sus-épineuse sont moins intenses et aujourd'hui, pour la première fois depuis six mois, apparition des règles.

8 décembre : Une crise d'influenza remet tout en cause et provoque des accidents pulmonaires aigus, inquiétants; double poussée congestive des lobes supérieurs, avec légère hémoptysie, et pendant trois semaines la malade va rester avec une fièvre vive (38,5 à 39°), des sueurs nocturnes abondantes, un embarras gastrique produisant une anorexie invincible, d'où perte de poids et diminution notable sur le poids de l'arrivée. Si bien que, lorsque la malade pourra se peser, à sa première sortie, le 20 janvier 1892, on constatera une perte totale de 3 kilog.

Après un séjour de sept mois (fin mai), la malade quitte Arcachon, elle s'est améliorée dans des proportions inespérées et cela grâce au retour d'un admirable fonctionnement digestif.

Son état général ne laisse rien à désirer; depuis trois mois, pas un seul accès de fièvre, menstruation régulière, augmentation de poids sur l'arrivée 4 kilogrammes.

L'état local a subi une augmentation parallèle. La toux est nulle. Deux ou trois crachats à bacilles rares par jour. Dans la fosse sus-épineuse droite, matité, résistance au doigt avec soufle léger sans aucun râle humide, mais avec respiration rugueuse et légère raisonnance vocale. Les frottements pleuraux de la base sont à peine entendus dans les inspirations profondes, et les râles humides sous-crépitants n'existent plus. Le foyer sous-claviculaire gauche est remplacé par un foyer de respiration rude sans aucun bruit anormal.

Après une cure au Mont-Dore, elle revient à Arcachon dans les premiers jours de novembre. Son médecin m'écrit : « Elle est en très bon état de santé : bon appétit, bon teint, pas de sueurs, pas de fièvre, mais voici deux époques cataméniales qui manquent, cela m'inquiète.

Ce nouveau séjour dure cinq mois. La malade repart guérie.

Depuis le mois de novembre, les règles n'ont pas fait défaut une seule fois et l'état général est excellent ; l'embonpoint est notable et la malade d'il y a un an est aujourd'hui une belle jeune fille dont les forces sont excellentes et qui peut faire une marche de plusieurs heures de suite sans aucune fatigue.

A l'auscultation, il n'est plus possible de percevoir la moindre modification à la base droite ou sous la clavicule gauche. Dans la fosse sous-épineuse droite, la régression fibreuse, cicatricielle de la caverne, ne laisse place à aucun doute, le souffle n'existe plus, à peine si la respiration est soufflante avec à la périphérie un peu d'obscurité respiratoire.

Depuis cette époque, fin avril 1893 jusqu'à la date du 15 janvier 1897, la malade n'a plus quitté sa petite ville et son médecin m'écrivait : « La guérison ne s'est pas démentie, le sommet droit reste absolument cicatrisé ». Et le Dr R... me demandait mon opinion au nom de la famille sur l'opportunité d'un mariage projeté. En présence de la durée de la guérison (quatre ans), je ne crus pas devoir répondre par la négative, non toutefois sans formuler quelques réserves, spécifiant qu'en cas de mariage suivi de grossesse la mère, sous aucun prétexte, ne devait être autorisée à nourrir son enfant.

Le mariage a été conclu ; un enfant en est résulté, bien portant, âgé aujourd'hui de trois ans. La santé de la mère ne laisse rien à désirer. Ce qui porte la durée de la guérison à sept ans.

CONCLUSIONS

I. Il ressort de l'exposé des faits qu'en autorisant le mariage d'un sujet tuberculeux, le médecin ferait courir à son malade les risques suivants :

1° S'il s'agit d'un tuberculeux, des risques personnels peu importants, d'autant plus graves cependant que l'étendue des lésions et leur degré sont plus considérables.

2° S'il s'agit d'une tuberculeuse, les dangers sont plus grands, car : 1° la grossesse, 2° l'accouchement, 3° l'allaitement apparaissent chacun comme de puissantes causes d'aggravation de la tuberculose.

a) La grossesse, en débilitant l'organisme maternel par la neurasthénie, les vomissements, etc., facilite la marche aiguë des lésions et leur extension rapide, et après une période initiale où la lésion paraît quelquefois améliorée, elle laisse la plupart des malades à la troisième période au moment de l'accouchement.

b) L'accouchement, par l'effort qu'il nécessite, par l'hypertension qu'il provoque, entraîne souvent, chez ces malades, des hémoptysies graves et souvent des crises de dyspnée aiguë par congestion pulmonaire entraînant souvent la mort.

c) Le post-partum voit souvent s'éteindre par fièvre hectique et cachexie des malades qui, après une tuberculose subaiguë pendant leur grossesse, ont vu leurs forces épuisées par l'effort de l'accouchement et l'hémorrhagie si fréquente.

d) Enfin l'allaitement, susceptible à lui seul d'influencer défavorablement une tuberculose préexistante, capable même de favoriser très efficacement l'implantation du bacille, a souvent raison des malades dont les lésions n'ont pas trop été aggravées du fait de la grossesse ou de l'accouchement.

II. Il ressort en outre qu'il y a danger de contamination pour celui des deux conjoints qui est sain avant le mariage.

Il se contamine :

1° Par tous les moyens ordinaires de contamination de la tuberculose quand il y a cohabitation.

2° Par la voie génitale exceptionnellement, quand il y a des lésions des organes génito-urinaires.

Qu'enfin la descendance est menacée :

1° L'accouchement pouvant se terminer : *a*) par avortement; *b*) par accouchement prématuré; *c*) par l'accouchement à terme d'un enfant mort.

2° L'enfant présentant lui-même à la naissance : *a*) exceptionnellement des lésions spécifique; *b*) presque toujours des lésions d'hérédo-dystrophie.

III. Contrairement à l'opinion de ceux qui soutiennent qu'on doit laisser marier les tuberculeux, ce mariage doit être interdit par le médecin quand les lésions sont en période de croissance ou en période stationnaire.

Il ne sera autorisé qu'en présence d'une guérison maintenue pendant un temps que le médecin prolongera ou abrègera pour chaque malade, suivant l'état général, la situation de fortune et la régularité que met la malade à observer les prescriptions.

Les candidates à la tuberculose n'auront pas droit absolu au mariage. Il ne sera permis que dans des cas exceptionnels et sous la condition que la femme sera surveillée étroitement par son médecin.

INDEX BIBLIOGRAPHIQUE

ANDRAL. — Cours de path. int., 1836.

AUCHÉ et CHAMBRELENT. — Cong. de méd. de Montpellier, 1898.

BAUMÈS. — Traité de la phtisie.

BERNHEIM (S.). — Tuberculose et grossesse, XIIIe Congrès intern. de méd., sect. obstétr., 1900.

BIZOUARD. — Thèse de Lyon, 1892.

BORGHESIO. — *Ann. di Obstetrica,* 1879.

BRIOUDE. — Traité de la phtisie pulmonaire, 1803.

BILLET. — La tuberculose abortive. Thèse de Paris, 1893.

CALMETTES. — Congrès de méd., 1907, p. 194.

CASSAËT. — *Journ. de méd. de Bordeaux,* 25 oct. 1903, n° 43, p. 691.

CLAOUÉ. — *Journ. de méd. de Bordeaux*, 25 oct. 1903, n° 43, p. 691.

CAPURON. — Traité des maladies des femmes, p. 436.

CHIARA. — Tuberculose et grossesse, *Gaz. hebd.,* 1887.

CULLEN. — Etudes de méd. pratique, t. II, p. 189.

DAREMBERG. — Influence de la fonction menstruelle sur la marche de la tuberculose. *Arch. gén. de méd.,* nov. et déc. 1880.

— Note sur le mariage des tuberculeux, 1890.

DÉSORMEAUX. — Art. *Allaitement* du Dict. en 30 vol.

DELSOUILLER. — Essais sur l'influence de la grossesse et de l'allaitement sur la phtisie pulmonaire. Paris, 1867.

DUGÈS. — Dict. de méd. pratique. Art. *Grossesse.*

DOLÉRIS. — Septicémie tuberculeuse à la suite des couches. *Bull. de l'Acad. de méd.*, 17 oct. 1899.

DUBOIS. — Dict. en 30 vol. Art. *Grossesse.*

DUNCAN. — Tran. obst. soc. London, XXXII, 1.

ELOY. — Considérat. cliniques sur l'allaitement. Thèse de Paris, 1873.

FEDERICI. — Contributo al studio dei rapporti fra gravidanza puerpuerio i tuberculosi, *Gaz. d'Obst.*, Milan, 1900, 1258-1259.

FIEUX. — Tuberculose et puerpéralité. *Revue pratique d'obst. et d'hygiène de l'enfance.*

FIRCKET. — *Revue de médecine,* janvier 1887.

FRANCK (J.). — *Pathologie médicale.*

FONSSAGRIVES. — Thérapeutique de la phtisie médicale, 1865.

GAULARD. — Influence de la grossesse sur la tuberculose. Thèse d'agrégation.

GILBERT. — Thèse de Bordeaux, 1894.

GRANCHER. — *Archives de physiologie,* 1892.

— *Clinique méd.*

GRANCHER et BARBIER. — Art. *Tuberculose pulmonaire* du Traité de médecine et de thérapeutique de Brouardel et Gilbert, VII.

GRISOLLES. — *Arch. de méd.*, vol. XXII, p. 41, 1850.

— *Bull. de l'Acad. de méd.*, 1849.

GUBLER. — Comptes-rendus de la Société de biologie, 1850.

HAHN (W.). — *Berl. klin. Wochens.*, 1903, n. 52.

HERGOTT. — Tuberculose et gestation. *Ann. de gynécol.*, juillet-août 1891.

HERVIEUX. — *Union méd.*, janvier 1847.

HIRIGOYEN. — *Journ. de méd. de Bordeaux,* 25 octobre 1903, n. 43, p. 691.

HUGUIER. — Société anatomique, 1830, p. 1.

JACQUEMIER. — Art. *Allaitement* du Dictionnaire des sciences médicales.

JEANNEL. — Tuberculose et mariage. Montpellier, Delord et Bohen, éditeurs, 1902.

LALESQUE. — La femme tuberculeuse et le mariage. Congrès de Montauban, 1902.

— Tuberculose et mariage. *Journ. de méd. de Bordeaux,* 13 mai 1906.

LASÈGUE. — Thèse de Paris, 1856.

Landouzy. — *Revue de méd.*, 1891.

Lemière (G.). — Les tuberculeux peuvent-ils se marier? *Revue de la tuberculose*, 1898, p. 285.

Lemoine. — Tuberculose et contagion familiale. *Bull. méd.*, n. 85, 31 octobre 1903.

Lorain. — Art. *Allaitement* du Dictionnaire de médecine et de chirurgie pratiques.

Louis. — Recherche sur la phtisie, 1843.

Louis et Dubreuilh. — Influence de la grossesse, l'accouchement et l'allaitement sur le dév. et la marche de la phtisie. *Bull. de l'Acad. de méd.*, 1851.

Lugeol. — *Journ. de méd. de Bordeaux*, 25 oct. 1903, n. 43, p. 691.

Mauriceau. — Traité sur la grossesse et l'accouchement des femmes et leurs maladies, 1687.

Mercier. — Influence de la grossesse sur le développement et la marche de la tuberculose pulmonaire. Thèse de Paris, 1893.

Mosny. — La famille des tuberculeux. *Ann. d'hygiène publique et de méd. légale*, avril-mai 1902.

Ortéga. — De l'influence qu'exercent la grossesse, l'accouchement et l'allaitement sur la tuberculose pulmonaire. Thèse de Paris.

Pariente. — Part qui revient à l'hérédité et à la contagion dans la tuberculose infantile. Thèse de Montpellier, 1903.

Petit (Léon). — Tuberculose et mariage. *Gaz. de gynécologie*, 1900, XV, p. 33-36, 49-53.

— Tuberculose et mariage. *Revue scientifique*, 23 septembre 1893, p. 385.

Petiau. — Etude sur la phtisie dans ses rapports avec la grossesse, l'accouchement et la lactation. Thèse de Paris, 1885.

Peter. — Cliniques médicales.

Pidoux. — Traité de la phtisie, 1874.

Portal. — Traité de la phtisie, 1792.

Puech. — Des rapports de la grossesse et des maladies intercurrentes. *Montpellier médical*, p. 705-717 et 735-755.

Poux. — Grossesse et tuberculose. *Languedoc médical*, p. 171-177.

Proust. — Thèse de Paris, avril 1903.

Rebière. — Contribution à l'étude de la tuberculose dans ses relations avec la grossesse et les suites de couches. Thèse de Paris, 1900.

Roche. — De l'influence de l'allaitement sur le développement de la tuberculose. Thèse de Paris, 1882.

Robert. — *Union médicale,* janv. 1847.

Ribemont-Dessaigne et Lepage. — Traité d'accouchements.

Rozière de la Chassagne. — Manuel des pulmoniques, 1770.

Sébilleau. — Maladies du testicule. Traité de chirurgie clinique et opératoire de Le Dentu et Delbet.

Tarnier et Budin. — Traité de l'art des accouchements, II, p. 88, 1888.

Taresme. — Recherches cliniques relatives à l'influence de la grossesse et de l'allaitement sur la marche de la phtisie. Thèse de Paris, 1866.

Valentino. — L'admissibilité des tuberculeux au mariage. *Revue scientifique,* n. 23, 10 juin 1905.

Yssendick (Van). — Mariage des tuberculeux. *Presse médicale,* 24 avril, p. 134 et mai 1898, p. 139; *Bull. Acad. de méd. de Belgique,* 28 mai 1898, p. 439.

Zamboni Baldo. — La famille des tuberculeux. *Revista di scienza med.,* 15 janv. 1902.

Zop. — Début insolite de la tuberculose pulmonaire à forme de vomissements incoercibles pendant la grossesse. *Gaz. des Hôpitaux,* 27 mai 1902.

30.846. — Bordeaux, Y. Cadoret, impr., rue Poquelin-Molière, 17.

www.ingramcontent.com/pod-product-compliance
Ingram Content Group UK Ltd.
Pitfield, Milton Keynes, MK11 3LW, UK
UKHW012050240726
13965UKWH00003B/1184

9 782013 539906